雅理

雅理译丛

# 快碳水·慢碳水

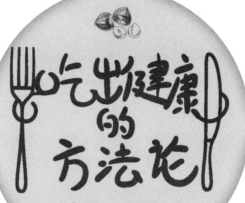

吃出健康的方法论

[美]戴维·A. 凯斯勒 著
David A. Kessler

李振 译

中信出版集团 | 北京

图书在版编目（CIP）数据

　　快碳水、慢碳水：吃出健康的方法论 /（美）戴维·A. 凯斯勒著；李振译. —北京：中信出版社，2022.4
　　书名原文：Fast carbs, slow carbs: the simple truth about food, weight, and disease
　　ISBN 978-7-5217-4055-4

　　Ⅰ.①快… Ⅱ.①戴…②李… Ⅲ.①碳水化合物－营养代谢 Ⅳ.① R151.2

中国版本图书馆 CIP 数据核字（2022）第 035804 号

快碳水、慢碳水——吃出健康的方法论
著者：　　　[美]戴维·A. 凯斯勒
译者：　　　李振
出版发行：中信出版集团股份有限公司
　　　　　（北京市朝阳区惠新东街甲 4 号富盛大厦 2 座　邮编　100029）
承印者：　　浙江新华数码印务有限公司

开本：880mm×1230mm　1/32　　印张：9.5　　字数：170 千字
版次：2022 年 4 月第 1 版　　　印次：2022 年 4 月第 1 次印刷
京权图字：01-2022-0495　　　　书号：ISBN 978-7-5217-4055-4
定价：59.00 元

献给莉娜和戴维

# 目录

# 目录

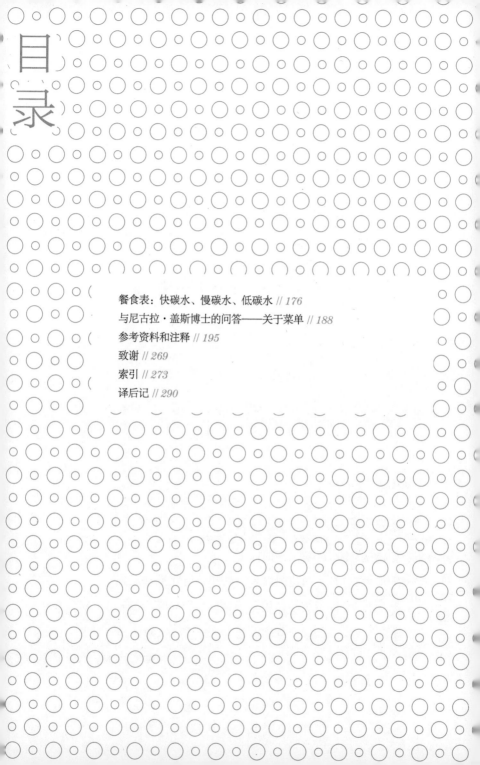

# 引言
## 快碳水的起源

谷物是美国的典型象征，是美国作为世界粮仓的一个标志，它对于人类历史和经济发展的影响力是无可比拟的。

在弗农山庄乔治·华盛顿故居的"新建房"天花板上，灰泥制的饰带上陈列着一束小麦。华盛顿在 1788 年 6 月 18 日给拉法耶特的一封信中写道："希望终有一天，我们能成为世界的储藏库和粮仓。"亚伯拉罕·林肯创立了美国农业部，并设立了多所赠地学院（land grant colleges），推广农业教育。自 1887 年国会通过《哈奇法案》（the Hatch Act）以来，全国各农业县都配备了专业人员，负责确保全国的农民拥有所需的资源，从而最高效地从土地中汲取更多的回报。

简而言之，自美国建国以来，联邦政府在推动美国农业发展方面发挥了核心作用。于是，我们在淀粉类作物领域构建了庞大的经济基础设施。这一工程发轫于 19

世纪的西进运动，[1] 并在 20 世纪急剧加速发展，这得益于美国中西部和西部地区肥沃的草原与适宜小麦和玉米种植的条件。

在制冷技术得以应用之前，北美大陆的铁路系统，似乎是特意为运输统一袋装和易于交易的谷物而建设的。拖拉机和机械化农用设备的应用使得粮食收割几近实现了自动化；相比之下，水果和蔬菜的生产仍然主要依靠人力。

第二次世界大战后，原来能用空气中的氮气合成氨的大型炸药厂也被重新改造了，用来制造商业肥料，以便在广袤的草原上大规模使用。1972 年，理查德·尼克松在竞选总统连任时改变了联邦农业补贴计划，激励美国农民尽可能多地种植淀粉类作物。

消费文化与工业化农业企业相伴形成。食品公司发现他们可以通过销售加工食品来赚取可观的利润。后来，他们偶然发现了食品工程的"圣杯"，也即找到了让大多数美国人难以抵抗食品诱惑的方法。他们通过将淀粉、脂肪、糖和盐以适当的比例配制，就可以让人们不停地吃——然后购买——他们的产品。淀粉生产行业则擅长将全谷物加工成快速碳水化合物，[2] 两个行业

食品行业通过将淀粉、脂肪、糖和盐以适当的比例配制，就可以让人们不停地吃。淀粉生产行业则擅长将全谷物加工成快速碳水化合物，两个行业一拍即合。[3]

---

〔1〕 是指从 18 世纪末开始，持续到 19 世纪末 20 世纪初，美国东部居民向西部地区迁移的运动。——译者注

〔2〕 fast carbs，以下简称"快碳水"；与之相对应的，slow carbs 则译为"慢碳水"。——译者注

〔3〕 本书边标题为编辑所摘，内容均选自该书。——编者注

一拍即合。

　　不断扩张的淀粉类食品销售机构还从联邦政府那里得到了一个福利，那就是由政府发布的《膳食指南》。联邦政府原本的出发点是好的，却不经意地引导美国人吃了更多高度加工的淀粉类食品。

　　尽管给农民的直接补贴已经停止了，但美国这些农业政策已经催生出一只淀粉生产和营销的工商业巨兽，这头巨兽主宰着食品领域——这一格局一直延续到今天。如今，大公司和企业集团控制着食品生产链条的每一个环节，从田间到加工厂，再到向我们销售超大份的、以淀粉为主要原料的食品的快餐店。我们生活在一个由淀粉构成的食品海洋里，我们挣扎着来保持健康，却无法摆脱这样的食物环境。

　　然而，我们也能够发现，我们的文化中出现了明显的向好迹象。消费者对有机农产品、有机食品和未添加糖的产品的需求持续增加。人们深刻意识到了肥胖症和糖尿病的交织流行；现在，如我一样，越来越多的美国人在超市购物时，会站在货架前研究一下食品标签。考虑到这是事关数十亿美元的大生意，作为回应，食品加工业自然生产了更多的加工食品。他们将"干净"和"天然"的标签贴在产品上，用自然或物理方法变性的淀粉取代了化学方法变性的淀粉，并起一些将化学成分秘而不宣的名字。他们创造出了低升糖的、植物性的和

我们生活在一个由淀粉构成的食品海洋里，我们挣扎着来保持健康，却无法摆脱这样的食物环境。

添加了纤维的加工食品，在细枝末节上修修补补，就是不放弃他们对加工淀粉的依赖，但这些都没有触及快碳水的核心问题。

# 第一部分

# 胡吃海塞

# 01
# 一个拯救生命的非凡机遇

美国的中心地带由一片片麦田和一行行玉米大豆组<sup>3</sup>成，这是美国民族自豪感的源泉，也是聪明才智和科学技术的功劳。我们可以为整个美国和国外种植足够多的食物，并雇佣数十万人来种植、加工和包装，直到把它们配送到我们的超市。这个体系保障我们不为食物而发愁，不用自行种植庄稼和饲养牲畜，也不用担心冬天来临时如何养活自己。

当然，地球是这一切福祉的源泉。地球以谷物、水果和蔬菜的形式将它自己奉献给我们。地球的产出恰好是我们的身体茁壮成长所需要的营养，这是进化的神奇结果。如果我们把地球想象成一个活生生的、有意识的实体，我们可能会认为它希望我们生存下去。它呵护着我们。为什么呢？这可能永远是个谜；但我们与地球有<sup>4</sup>着深厚而不可分割的关系，我们人类在这里应该能繁荣兴旺。

然而，尽管可以获得健康的食物，但我们的身体却远不是健康的。美国人正饱受肥胖症、心脏病和糖尿病

的困扰;并且,令人难以置信的是,我们的食物已成为导致这些疾病的头号因素。我所说的食物不是那些天然的和未加工的,而是和谷物一样遍布于美国中心地带的巨型食品加工厂的产品。食品加工业破坏了食物的内在结构,将很多食物转化为美味可口的、可快速消化的过度加工(ultraprocessed)碳水化合物。由此,我们正在进食越来越多的快速消化的碳水化合物——淀粉和糖——我将它们称为快碳水。这些东西正在摧毁我们的身体。2017 年,全球因日常饮食导致的死亡人数有 1100 万人、残疾人数有 2.55 亿人,死亡人数相当于当年全球总死亡人数的 1/5。

在接下来的内容中,我将列举很多种由进食快碳水食品导致的伤害;但核心观点为:快碳水食品会"绑架"我们的食欲,干扰饱腹感,使人难以控制体重,并对代谢通路产生毒副作用,进而导致人体陷入"胰岛素抵抗—肥胖症—某种慢性疾病"的恶性循环。美式日常饮食也会增加我们患上心脏病的概率。

人体生理结构虽然复杂,但通往健康之路并非如此。本书的目标是消除那些与食物、日常饮食和健康相关的困惑。我们通过识别快碳水带来的危险,能够恢复健康的体重、预防糖尿病,并显著减少动脉粥样硬化性心脏病的发生。本书的目标群体是那些像我一样终身挣扎着想控制体重的人;不过,这些信息也可以帮助到那些对健康饮食有兴趣的其他读者。

过度加工的食品本身就是为了让人难以抗拒，使人过度进食，明白这一点是非常重要的。食品加工商不仅降解了碳水化合物的结构，还通过添加糖、脂肪和盐来增加这些食品的适口性或感官吸引力，即便这些食品本身已经让人难抵诱惑。正如比萨、薯条和许多烘焙产品那样，几乎所有的包装零食都以上述成分的某种组合为主。一旦我们开始吃这类食品，就很难停下来；因为我们的胃肠道往往优先且更迅速地吸收快碳水。这就导致我们的身体不会释放触发饱腹感的激素，于是我们就不停地吃啊吃。这就形成了恶性循环。

但是，过量饮食并不是快碳水对健康造成的唯一危害。快碳水还会提高血糖水平，进而导致胰岛素水平升高，这将加重代谢通路的功能紊乱——代谢通路即发生于体内的一系列相互联结的化学反应，包括如何处理我们进食的食物，以及如何将食物转化成人体生存所需的能量和分子等。

持续进食快碳水，会加剧我们体内的这种功能障碍。最终，我们的身体变得对胰岛素不那么敏感，而胰岛素对控制血糖至关重要。这就可能导致代谢综合征、胰岛素抵抗、糖尿病前期，并最终导致确诊 2 型糖尿病。代谢性疾病指的是打乱正常的新陈代谢可能产生的一系列后果。

与之相关，血脂过高也会威胁到身体健康，尤其是低密度脂蛋白（low-density lipoproteins，LDL），这是一种毒性颗粒，是导致心血管疾病的首要原因。认识到这一点有两个方面的意义。首先，当你限制快碳水的摄入量时，重要的是不要用饱和脂肪代替它们，因为饱和脂肪会提高我们血液中的低密度脂蛋白水平。其次，有研究告诉我们，降低低密度脂蛋白水平就可以预防心血管疾病，这为我们提供了一个改变命运的机会。

本书有三条主要建议。这三条建议比任何的国家膳食指南都更直接，并且得到了最新科研成果的有力支持。长期遵循这些建议，你会在体重和健康方面实现持久的改变。一项又一项研究表明，如果你减掉多余的体重并保持住，你就可以逆转由于打乱正常的新陈代谢而出现的糖尿病和其他疾病，并能预防心血管疾病。

以下是这三项建议：

1. 减少进食快碳水食品以控制体重超标，从而降低患代谢性疾病的风险。

2. 通过转向以植物为主的日常饮食或通过服用药物来降低血脂（尤其是低密度脂蛋白），进而显著降低患心血管疾病的风险。

3. 日常生活中进行中等强度的运动来控制体重，提高新陈代谢的适应性，减少患代谢性疾病和心血管疾病的风险。

就是这样，简单而直接。但是，这些建议是我耗费了数年时间，通过系统和深入的调查形成的。在此期间，我采访了数十位专家，参加了世界各地的多场研讨会，并梳理了大量的医学文献。特别是，只要有可能，我就做随机对照实验——这是用于比较日常饮食研究的科学方法中最严格的一种。

我相信，在认识到了快碳水带来的危险，以及知道了做什么可以避免这些危险后，我们终于可以打破折磨了很多人的"减肥-反弹"的循环。我们可以控制自己的身体，开始走上健康之路，大幅减轻肥胖症、糖尿病和心脏病带来的危害，重建明智的日常饮食方式。自从有了反对烟草的公共卫生运动以来，很久没有这样一个非凡的机遇来拯救生命了。

# 02
## 走出混乱饮食的终身陷阱

我是一名医生，在营养和健康领域积累了一辈子的经验，但我却有大半辈子的时间被困于一个我既不能控制也无法理解的身体里。食物一直以来都是我的敌人。过量饮食对我来说一直是个诅咒。尽管我研究并了解了人体及减肥的机制，但我用了数十年的时间才开始觉得自己能控制自己的体重。即使到现在，我有时也会挣扎。

我不记得是从什么时候开始过量饮食了。但我知道的是，在相当长的一段时间里，我吃东西是为了感觉更好，减轻不适，以及平复焦虑。我甚至都不知道我为什么吃。而且，当我吃东西的时候，我觉得自己仿佛进入了极乐世界。我觉得非常放松。当然，这种身处极乐世界的感觉从未持续很久。我还是会回到现实中，看着衬衫上的面包屑，想着下一顿饭，或下一种零食，或下一块糖果。

随着进食冲动的增强，我变得失控了。时间仿佛暂停了一般。我的世界只有面前的比萨、汉堡，或接下来

> 当我吃东西的时候，我觉得自己仿佛进入了极乐世界。我觉得非常放松。

要吃的巧克力蛋糕。如果那块比萨就是我真正想吃的，那么我根本不在乎我的行为是否会带来什么后果。我陷入了一种简单直白的状态——我就是要吃东西。

这种自控力的缺失让我深感后悔。很长一段时间里，我对自己没有意志力来控制饮食的行为感到厌恶。我的大脑中仿佛有一个开关，可以触发我吃东西的欲望，并且我还不能关掉这个开关。

我挣扎着保持某种饮食方式，控制我的进食冲动。有时，我的确做到了减肥；有时，我甚至减掉了不少体重。这时，我能感觉到变化，仿佛减肥减到用腰带的最后一个孔具有某些重大意义。但通常来说，我减肥后的体重只持续六个月左右。一年内，我又回到了减肥前的体重，那种厌恶自己的感觉也随之再次出现。如此这般一遍又一遍；我问自己，我怎么会让这种事发生呢？我盯着镜子里自己臃肿的体型，感受到以前合身的衬衫和裤子变得紧绷。令我感到绝望的是，我为减肥付出的所有努力都付诸东流，现在重回起点，体重甚至可能比以前更重。

我知道我并非个例。对那些为体重苦苦挣扎的人来说，现代生活如同一场障碍赛——我们需要越过薯条和小松饼的"大海"，找到通往生菜球的道路，最终筋疲力尽地躺在海浪中。超过三分之二的美国人要么超重，要么肥胖；当我们面对市值数十亿美元的加工食品营销机器的冲击时，胜算明显不在我们这边。

现代生活如同一场障碍赛——我们需要越过薯条和小松饼的"大海"，找到通往生菜球的道路，最终筋疲力尽地躺在海浪中。

10

医学界几乎没有提供什么帮助。荒谬的是，尽管肥胖症在世界各地都呈上升趋势，但医生和营养学家所提供的最好建议仍然是"少吃多运动"。可悲的真相是，很多医学专家认为，人的身体有自我调节系统，因此几乎不可能做到减肥和保持减肥效果。他们可能不会公开这样说，但他们的这个假定却为人们采取行动设置了巨大的障碍。在一次医学会议中，有一个关于营养学的讲座，临走前我问了那位主讲医生，为什么他不花更多的时间讨论肥胖症的治疗。他的回答是：傻瓜才会这么做。尽管我自己之前遇到了那么多挑战，但我仍然认为这位医生是错的。

我迫切需要弄清楚如何打破这些障碍，并解决我自己的体重问题。我决心找到早上不用想吃东西就能醒来的办法，并关掉那些迫使我吃东西的各种信息。我只想坐下来正常地吃一日三餐，甚至可以在饭菜里找到持久的寄托。我想找到一条路，来摆脱胡乱饮食对我的消耗。

这就是过去数十年里我的感受。我写了一本关于这个话题的书——《过量饮食的终结》；那本书提供了相关的科学证据，它们证明，过量饮食不是缺乏意志力导致的，而是环境中的诱因（如气味、景象或位置）触发了大脑中的奖励系统而造成的。在研究过程中，我了解到，价值数十亿美元的食品加工行业已经发现了如何设计食品，使其能够触发无休止的饮食循环——换句话说，这些食品设计出来就是为了让我们过量进食的。当前，生物学界已经有了比较完善的研究，既勾勒出人脑中的这种奖励网络，也探究出了什么食物会以何种方式触发这一网络。

理解了过量饮食背后的科学原理，我就能更好地理解自己的行为了。这些诱因与我大脑中的化学物质相互作用，控制了我的注意力，并引发我无休止地吃的冲动。为了一次又一次地获得这种奖励，我没头没脑地吃着一块又一块曲奇。这种响应所涉及的神经通路，与我们对性、毒品和赌博的生理反应是相同的。我的大脑里进行着辩论——我应该吃这个吗？也许不应该……或者就吃一点点——这一辩论来自我的理性脑部分以及居于情绪脑核心位置的这个强有力的奖励网络。

然而，尽管已经知道了这些，但我发现自己仍然陷入了这样的恶性循环。我减肥的结果只会是体重的反弹。但我没有放弃，我知道一定有办法可以做到持久的改变。所以我再次出发，寻找一条能让我走出胡乱饮食的道路。我决心找到这个拼图中丢失的那部分，尽管似乎没有人知道它在哪里。没有医生知道，没有营养师知道，甚至那些曾经设计过美国《膳食指南》的专家也不知道。

事实证明，答案就在我的眼前。毕竟，当我担任美国食品和药品管理局局长时，我曾经帮助设计过营养成分标签，如今这个标签出现在所有包装食品上。这个标

换句话说，这些食品设计出来就是为了让我们过量进食的。

12

签是我们尝试对消费者进行教育的一部分内容，目的是让他们意识到他们的食物里都含有什么成分；这样，他们才能做出更好的选择。但是，我们在设计这个标签时没有考虑到的是食品中最常见的成分所潜在的危险。这些成分就是经过高度加工并可高度吸收的碳水化合物，或者就叫作快碳水。

# 03 只有知道快碳水的真相，才能打破减肥—反弹的循环

数十年来，像我这样的人被告知，体重的增加只是个算术问题。如果你摄入的卡路里比你消耗的多，那么你的体重就会增加。但是，有关饮食、饥饿和肥胖症的科学却表明，体重的增加要比算术问题复杂得多。

在过去十年中，最重要的科学发现之一是，我们的消化道不仅仅像一台燃烧燃料的引擎那样工作。它是一个复杂的荷尔蒙系统，以不同的方式处理不同类型的食物；它也是一个值得被关注的感觉器官，有自己的神经细胞网络；它还是一些微生物群系的住所，这些微生物可以通过我们尚未明确的方式帮助消化。所有这些新的信息，已经开始慢慢改变我们对日常饮食和健康的看法，使我们意识到，重要的不仅是我们吃多少，还有我们吃什么。

如今，当我站在超市里，拿着一盒早餐谷物食品看它的配料表时，我意识到这个标签并不能真正描述盒子里装的是什么。它可能说这麦片是"全谷物"，但这往

13

> 我们的消化道是一个复杂的荷尔蒙系统，以不同的方式处理不同类型的食物。

14

往不是真的。谷物类食品中的谷物，以及许多其他包装中的谷物，其实是经过高度加工的，很可能是碎解之后重新组装的。最重要的是，它的生物结构已经改变，而配料标签并不说明这些。

当然，人类加工食品的历史已经有几千年了。每次你做饭做菜的时候，你都在"加工"食物，通过改变它的化学结构，使其更容易被咀嚼、消化和吸收。但在现代工业食品链中，食品加工的方式是我们从未见过的。加工食品制造商们通常不是简单地将谷物磨成小颗粒来生产面粉，而是通过一系列步骤将谷物高温加热和研磨，以改变碳水化合物分子的结构。这些高度加工的碳水化合物在到达超市时，实际上相当于已经被预先消化了。当我们吃这些食物时，葡萄糖分子——也就是糖——淹没了我们的消化系统，我们的身体会迅速吸收这些葡萄糖分子。

像许多挣扎于超标体重的人一样，我吃的这些快碳水的量比我身体能承受的量要多得多。易于消化的淀粉在食物体系中随处可见，它们是很多种日常饮食中热量的主要来源。持续进食这种能被快速吸收的葡萄糖，会对我们的消化系统和荷尔蒙系统造成严重破坏。这不仅影响到我们的体重，还增加了我们患糖尿病和心血管疾病的风险。那些关于快碳水及其如何开始统治我们日常饮食的事实，正是我们打破减肥—反弹的循环、实现持久健康所缺失的信息。

15

这些高度加工的碳水化合物在到达超市时，实际上相当于已经被预先消化了。

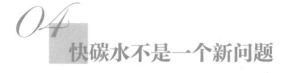

# 快碳水不是一个新问题

　　关于那些快碳水造成的健康问题，我的"发现"根本算不上真正的发现。那些反对食用精炼谷物和可以快速吸收的碳水化合物的证据，可以追溯到 19 世纪中叶。早在 1837 年，传教士、节制运动的领袖西尔维斯特·格雷厄姆（Sylvester Graham）便告诫他的追随者们不要吃白面粉，建议他们只吃用全谷物面粉做的面包，以此赞美自然界的馈赠。

　　一个多世纪后，关于白面粉的争论仍在激烈进行。20 世纪 60 年代，相关上述争论由"暴食匿名互戒会"（Overeaters Anonymous，OA）发起，这是一个为进食强迫症患者设计的项目，有 12 个步骤。"暴食匿名互戒会"的领导人也意识到了我和其他许多人都经历过的过量饮食的循环。在这些领导人看来，肥胖症是由强烈的、不可抗拒的渴望引起的，这种渴望只能随着食物的"冲击"而消散。但这种消散总是暂时的，然后，进食的冲动再次猛烈地出现。那些经受暴食症折磨的人总是没头没脑、没完没了地吃着，仿佛进入了无须再关心自身行为的王国，即使这种幻境只有片刻。当然了，这样纵欲之后，他们都会感觉更糟：因为缺乏控制而感到尴尬，并被愧疚和厌恶感击败。

"暴食匿名互戒会"是由罗珊·S.（Rozanne S.）创立的；她于 1958 年参加了一个"匿名戒赌互助会"的活动。在聆听赌博强迫症患者分享他们挣扎的经历时，她意识到，这种经历和作为过量饮食者的她正在经历的循环是一样的。而问题是，赌徒即便戒赌了还可以活着，但人要是戒食了所有东西，那就死定了。罗珊很快开始组织"暴食匿名互戒会"。

与此同时，曾担任比尔·威尔逊（Bill Wilson，"酗酒者互戒协会"的创立者）的赞助人和精神导师的爱德华·道林神父（Father Edward Dowling），描述了一个类似的控诉场景。他写道，"我贪吃导致的 240 磅*体重让我的心脏两次发病；一位医生，同时也是一名正在康复中的酗酒者，建议我通过全面戒食淀粉、黄油、盐和糖，我由此把体重减到了 180 磅。他指出，这四种食品就像是我的酒一样"。清单上的两种食品——淀粉和糖——就是快碳水。

读完道林神父的著作后，一位"暴食匿名互戒会"的创会成员也描述了同样的情况。她写道，"我觉得，

---

\* 1 磅 ≈ 0.4536 千克。

就像酗酒者反而会对酒精生厌，我想到碳水化合物也觉得恶心"。这是一个本能的想法，还未得到临床研究的支撑。即便如此，她仍然发现，戒除碳水化合物会让她对它们不那么沉迷，并使她持续减掉 70 磅的体重。

"暴食匿名互戒会"的许多成员偶然发现了一种规避加工碳水的有效方法——一位"暴食匿名互戒会"的成员说，他们常常像着了魔似的"整天嚼着低热量的食物"。他们啃着胡萝卜或芹菜，用完好无损的、未经加工的蔬菜有效地代替了已预先消化过的快碳水。而数十年来，该组织的领导人就是否建议将戒食加工碳水作为项目的一部分争论不休。他们发布了一项戒食加工碳水的计划，但他们最终的结论却认为，这种建议缺乏任何科学依据，因此就放弃了。

他们啃着胡萝卜或芹菜，用完好无损的、未经加工的蔬菜有效地代替了已预先消化过的快碳水。

从那时起，研究者们发表了许多有关日常饮食和营养的研究。然而，在所有关于这些话题的会议，包括知名科学家参加的会议中，我们仍然能听到关于什么是理想的日常饮食的激烈辩论。迄今为止，我们一直没有达成共识。与此同时，数代美国人继续大量食用快碳水，也继续忍受着糟糕的健康状况所带来的后果。

# 05 只有12.2%的美国人的代谢系统是健康的

19　　在田纳西州纳什维尔的一次会议上，乔安娜·阿劳霍博士介绍了她对 2009 年至 2016 年全美健康和营养检视调查数据的分析，在场聆听的只有我和其他数十人。但我认为，阿劳霍博士——这位来自北卡罗来纳大学教堂山分校营养学专业的年轻的博士后研究员——所告诉我们的内容，应该上全美各地的头条新闻。她透露了一个令人震惊的统计数字：只有 12.2% 的美国人的代谢系统是健康的。这意味着我们每 8 个人中，就有 7 个人存在患上重大疾病（包括糖尿病和心血管疾病）的显著风险。

　　我希望，当时能有成千上万的临床医生和公共卫生领域的专业人员在那个会议室里听到这个振聋发聩的发现。一种全球性的疾病正在蔓延，这在很大程度上是由我们正在吃的东西导致的。与食物有关的疾病不仅限于

20　糖尿病和心脏病，还包括以下健康问题，如血栓、低睾

酮、勃起功能障碍、炎症、不孕不育、月经不调、痛风、胆结石、痤疮、脂肪肝和中风。

这些疾病涉及不同的生物机制，但它们都源自同一个问题：多余的体脂。研究心血管和代谢性疾病的哈罗德·贝斯博士这样解释道："当你的体脂增加时，你的脂肪细胞会生病；你的脂肪就会出现问题。"这会导致肌肉和肝脏的损伤，最终导致病理反应。换句话说，多余的体脂不但会让你负担额外的体重，而且会给心脏和关节带来压力。脂肪细胞会产生多种化合物，它们会导致各种代谢性疾病，损害其他身体组织。当脂肪细胞生病时，它们会向血液中释放更多的脂肪酸和其他分子，并产生会扰乱身体正常化学反应的连锁效应。

这就是为什么减肥并不只是虚荣心的问题，还是关乎生死的问题。我当然希望能向人们保证，他们不论胖瘦都可以拥有良好的健康状况。但令人遗憾的是，科学证据并不支持这一观念，尤其是随着年龄的增长。超重是 2 型糖尿病的主要致病因素，并且，它本身就是导致心脏病（包括心衰、冠心病、中风和房颤）的风险因素——即便不与高血压和糖尿病所带来的风险相叠加。即使你身体健康，超重也增加了额外的风险，增加的风险需要大约 15 年才能显现出来。在持续超重达 25 年至 30 年后，风险会变得非常显著。即使你不算肥胖，只是身体超重，减掉多余的体脂也是你能为健康所做的最重要的事情。

> 这就是为什么减肥并不只是虚荣心的问题，还是关乎生死的问题。

21

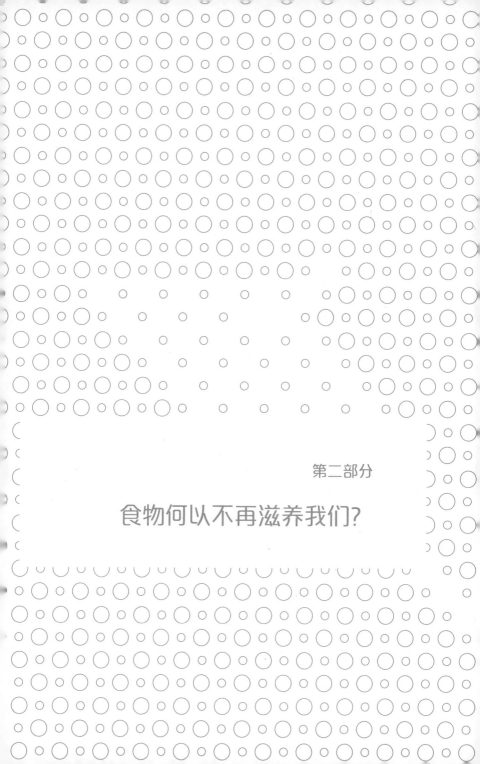

第二部分

# 食物何以不再滋养我们?

# 06

## 在过去半个世纪里，美国人日均加工碳水摄入量大幅增加

肥胖症和慢性病的双重流行是近年来才出现的现象。在人类历史的大多数时间里，成人体重在其一生中的很长时期内变化不大。这是因为如果进食天然食物的话，我们身体内的荷尔蒙系统本身就能让我们保持健康的体重。

但是，当我们吃加工食品时，一切都变了；这些食品与我们进化后适应消化的食物完全不一样。这一认识意义深远，我们的看法也应该由此改变：我们进食是为了维持生存，但我们所吃进的食物并不能滋养我们。美国疾病控制和预防中心的同事指出，这种转变始于20世纪70年代，从那时起，美国人的平均体重开始稳步上升。到21世纪早期，我们中的许多人进入20多岁的年纪，而体重大约比数十年前的同龄人重了约20磅；这一趋势到现在仍在继续。成年后的我们，体重非但没有稳定下来，反而随着我们年龄的增长而不断地增加。

25

如果进食天然食物的话，我们身体内的荷尔蒙系统本身就能让我们保持健康的体重。

我们进食是为了维持生存，但我们所吃进的食物并不能滋养我们。

26

这通常会一直持续到我们步入老年，到那时我们的体重往往开始下降。

这一显著的转变与我们日常饮食的两个显著变化相一致。根据美国农业部所掌握的最精确的数据，在 1970年，美国人平均每天吃 430 卡路里的面粉、米饭和谷物类食品；到 2008 年，这一数字已经跃升至 641 卡路里。同一时期，人均每天脂肪和油的消费量从 1970 年的 346卡路里上升到 2010 年的 575 卡路里。同时，来自其他食物的热量保持相对稳定。例如，尽管来自玉米甜味剂，包括玉米高果糖糖浆的热量有所增加，但来自添加糖或甜味剂的总热量几乎保持不变（糖的食用量增长到1999 年后开始下降）。我们食用的红肉、家禽、鱼和奶制品的数量，以及吃的蔬菜和水果的量，也保持不变。也就是说，只有来自快碳水和脂肪的卡路里增加了。

如今，含有快碳水和脂肪的过度加工食品约占美国人每天平均能量摄入量的 60%，这些产品的销量每年都在增长。快碳水占我们能量摄入量的 40% 以上。渥太华大学食品科学专业的教授苏珊·托什博士这样总结道："我认为，在过去的 15 年到 20 年里，我们吃了太多汉堡包、三明治、炸薯条和比萨。换句话说，我们日常饮食中加工碳水的数量增加了。"

朱莉·琼斯博士是圣凯瑟琳大学的营养学教授，也是膳食纤维和淀粉方面的专家。她指出，"它们就是我们常见的蛋糕、夹心巧克力和甜甜圈。这就是问题所在……令人放纵的谷物"。

当琼斯博士谈到"令人放纵的谷物"时，她指的是快碳水。我们需要回顾过去的 50 年，以便了解这些快碳水如何占据了我们日常饮食中如此大的一部分。讽刺的是，部分原因来自于那些希望我们更加健康的善意尝试。

在过去半个世纪里，美国人日均加工碳水摄入量大幅增加

# *07* 日常饮食的转折点

　　直到 20 世纪 70 年代，美国有关营养问题的讨论——假如有过任何讨论的话——都集中在营养不良上，一种因食物或微量营养素摄入不足而导致的状况。1964 年，林登·约翰逊总统宣布开展一场"消除贫困的战争"，作为他"伟大社会"计划的一部分。美国媒体制作了与饥饿相关疾病的惊人报道，其中包括哥伦比亚广播公司的一部名为《美国的饥饿》（*Hunger in America*）的纪录片，该纪录片对绝对贫困的描述震惊了许多美国人。这些报道出来后，政府作出了新的政策承诺。

　　随着这些报道的问世，美国参议员乔治·麦戈文（George McGovern）、泰德·肯尼迪（Ted Kennedy）和休伯特·汉弗莱（Hubert Humphrey）开始致力于改善美国的营养状况。他们和几位同事一起成立了参议院营养和人类需求特别委员会，又称麦戈文委员会，这一名称取自委员会主席。从 1968 年到 1977 年，他们开始了一个既

有争议又具有革命性的项目，他们制定了有史以来首个旨在影响所有美国人饮食习惯的膳食目标。

麦戈文委员会的最初目标是消除饥饿和营养不良。除了其他一些值得称赞的努力，它还推动扩大了食品券的覆盖面，并设立了联邦学校午餐计划。但到了 1973 年，它的注意力已经扩展到一个在当时来说相对新颖的理念：一些美国人不是吃得太少，而是太多。这一点和那些关注日常饮食与心脏病之间联系的新兴科学研究不谋而合，从而吸引了委员会的注意。

委员会有充分的理由注意到这一点。截至 20 世纪 70 年代中期，美国每年有 250 万人被诊断出心脏病；其中有 80 万病例的情况是致命的。心脏病造成的死亡人数占美国所有死亡人数的一半。1976 年，麦戈文在委员会发言时确切地指出："美国人的十大死因中，有六个与日常饮食有关。"专家的证词让委员会得出了一个无法回避的结论：高饱和脂肪饮食（如动物制品中含有的脂肪）会提高低密度脂蛋白的水平，而低密度脂蛋白水平的提高会导致动脉硬化和心脏病发作，以及肥胖症、糖尿病和其他疾病。

> "美国人的十大死因中，有六个与日常饮食有关。"

一个又一个证人来到委员会的听证会上，他们都强调高脂肪饮食、高胆固醇和冠心病之间的相关性。1977 年，美国国家心、肺和血液研究所所长罗伯特·利维博士告诉该委员会，"低胆固醇和高不饱和脂肪饮食可帮助清理"低密度脂蛋白。利维博士接着向参议员们展示了一系列图表，以说明胆固醇含量高的斑块会导致血管收缩。听证会上的许多证人也把糖认定为来自日常饮食的元凶。洛克菲勒基金会负责健康科学的助理主任贝弗利·威尼科夫博士作证指出，肥胖症以及由此导致的糖尿病和冠心病的流行，可能与动物脂肪和糖的摄入量增加有关。其他几位证人强调，早餐谷物食品中的糖是罪魁祸首。

专家们逐渐达成了一个共识，而这个共识其实在美国医学界和公众中已经建立了一段时间。当德怀特·艾森豪威尔总统在 1955 年第一个任期内心脏病发作时，他康复的细节就受到了全国人民的瞩目。在医生的建议下，这位总统不仅戒烟和减肥，还采取了低脂肪和低胆固醇的饮食。

艾森豪威尔的医生团队受到了生理学家安塞尔·基斯的研究的影响，基斯对不同国家的日常饮食的比较研究表明，冠心病与饱和脂肪摄入有关。尽管基斯研究的局限性受到批评，但他还是登上了 1961 年《时代》杂志的封面，并被配以生动插图：一个超重的人站在体重秤上，一张心脏形状的图，还有一条写有"日常饮食与健康"的横幅。烟草研究所赞扬了他的努力，甚至为他的研究提供了资助。尽管一个致力于推广香烟的行业为研究日常饮食问题提供资助显得有些奇怪，但一种嘲讽的解释似乎说得通：鼓励这种新发现，就可以将国民对于香烟危害的注意力转移到食品危害上面了。

美国公众越来越担心他们吃的东西可能正在杀害他们。关于日常饮食会如何影响健康，公众的认知水平日益提高，时尚饮食与可疑的养生之法大行其道。参议员麦戈文以上述现象作为联邦政府采取行动的理由。

饮食改革的倡导者所不理解，参议员们也没有考虑到的是大幅削减美国人日常饮食中的饱和脂肪后所导致的后果。如果消费者听话地减少了脂肪摄入量，他们就不得不用别的东西（至少部分地）替代脂肪所含的卡路里。但他们用什么来替代呢？

碳水化合物。

# 08 政府的指南将我们引向碳水化合物

本着最好的初衷，麦戈文委员会采取了前所未有的行动：起草了一套让所有美国人都遵循的膳食目标方案。美国政府首次对本国公民应该吃什么和不应该吃什么明确了立场。

哈佛大学研究员马克·赫格斯特德博士是该委员会起草营养建议（《美国的膳食目标》）的重要人物。他随后继续起草了《膳食指南》，该指南于 1980 年由美国农业部发布。在赫格斯特德的证词中，他鼓励美国人接受一些到现在仍为人们熟悉的饮食原则："我们应该少吃肉；我们应该少吃脂肪，特别是饱和脂肪；我们应该少吃胆固醇；我们应该少吃糖。我们应该多吃不饱和脂肪；多吃水果、蔬菜和谷物类产品，尤其是全谷物制作的产品。"

包括罗伯特·利维博士在内的其他专家，对仅仅基于间接证据就改变整个国家的饮食习惯提出了质疑。但没有人阻止得了赫格斯特德。他自信满满，一锤定音，声称"我提出的饮食改革方向没有可见的营养风险"。

虽然赫格斯特德和其他人谈到少吃糖和多吃全谷物，但他们在《膳食指南》中实际提出的建议却完全不同。事实上，新提议成了一场缓慢发展的灾难的开端。以下是麦戈文委员会在 1977 年 1 月 14 日总结的目标：

目标 1：增加碳水化合物的摄入量，使其达到能量（热量）摄入总量的 55% 至 60%。

目标 2：将脂肪摄入总量占能量摄入总量的比例从大约 40% 减到 30%。

目标 3：减少饱和脂肪的摄入量，使其达到能量摄入总量的 10% 左右；以多不饱和脂肪和单不饱和脂肪取而代之。

目标 4：将胆固醇摄入量降至每天 300 毫克。

目标 5：糖的食用量减少约 40%，使其达到能量摄入总量的 15% 左右。

目标 6：减少 50% 到 85% 的食盐食用量，使其降低 <sup>34</sup> 至每天 3 克左右。


再次阅读目标 1：将碳水化合物增加至能量摄入总量的 55% 至 60%。

这不是印刷错误。它准确地反映了当时许多卫生专家的观点。马克·赫格斯特德与该委员会的工作人员给美国民众写了如下报告：

"面包的热量密度中等，相对而言是较好的蛋白质来源。与大多数人的想法相反，广泛食用的面包是符合减肥养生之道的理想食物。对正常饮食来说，现有的研究无法表明全麦面粉比白面粉营养更丰富。"

赫格斯特德博士和其他几位证人一样，似乎认为白面粉的主要缺点是去除了小麦的麸皮和胚芽，因此会导致维生素的流失。他认为，如果在加工后的白面粉中添加维生素和矿物质，那么白面粉在营养上与全麦粉并无二致。

值得注意的是，委员会的建议中没有强调蔬菜或豆类。谷物成为建议增加的膳食中碳水化合物的主要来源。政府的指导方针是有效的：这些指导建议改变了美国人吃什么和怎么吃的习惯。

根据建议，我们开始吃更多的淀粉，比以前多了很多。

值得注意的是，委员会的建议中没有强调蔬菜或豆类。谷物成为建议增加的膳食中碳水化合物的主要来源。

# 09

## "复合碳水"是一个误导性术语，它不能区分快碳水和慢碳水

在制定美国营养指南时，这些官员以及引导其做出决策的科学家们都没有考虑到，人体对不同类型碳水化合物的反应是存在着根本性差别的。他们显然没有认识到其引入到食物体系中的新型快碳水的本质。即便到现在，政府指南仍然将不包括糖的其他几乎所有类型的碳水化合物混为一谈，仅对所谓的"全谷物"略做区别对待。为回到正轨，我们需要了解到底何为碳水化合物，以及人体是如何利用碳水化合物的。

长链碳水化合物是由葡萄糖分子构成的分子链，是生命不可或缺的物质。葡萄糖是维持人体基本代谢功能的燃料，这些代谢功能包括产生能量和为大脑提供动力。我们日常饮食中的绝大多数碳水化合物来自植物，这些碳水化合物可分为三类：淀粉、糖和膳食纤维。几乎所有的淀粉和糖都很容易转化为葡萄糖，而膳食纤维

> 我们日常饮食中的绝大多数碳水化合物来自植物，这些碳水化合物可分为三类：淀粉、糖和膳食纤维。

则不易转化为葡萄糖，因为纤维中的葡萄糖分子是由独特的键连接在一起的，而人体不能分泌能打破这种键的酶。

植物以淀粉的形式储存能量。在自然状态下，谷物中的淀粉分子链非常长。在加工之前，单个淀粉分子可能由十多万个葡萄糖分子组成；它们以化学方式结合在一个扭链中。人类的身体为消化这些分子链并利用其中的能量而发生了进化。首先，我们用牙齿磨碎淀粉，肠道中的酶随即破坏淀粉的化学键，将它们分解成肠道可吸收的单个葡萄糖分子。

未经加工的纤维是植物为了给其细胞提供可承受重量的坚固结构而形成的。它由很长的葡萄糖链组成，但我们体内的酶不能破坏那些将纤维分子聚集在一起的键，因此吸收它们的速度要慢得多。这类纤维只有到达人体大肠时，肠道内的细菌才能发酵它们，产生人体可吸收的短链脂肪酸。

相比上述碳水化合物，糖的结构就简单多了。食糖（蔗糖）含有两个分子量相同的单糖分子，即葡萄糖和果糖。而葡萄糖和果糖在口腔中就可以分解，一进入小肠就立刻被吸收——永远不会到达大肠。

淀粉、纤维与糖之间的上述区别表明，碳链长度及其分子之间的化学键类型才是决定人体吸收速度的关键所在。我们讨论淀粉的可吸收性，实际上是在讨论人体吸收淀粉的速率与程度，以及在人体的哪一部位吸收。

葡萄糖和果糖在口腔中就可以分解，一进入小肠就立刻被吸收——永远不会到达大肠。

我们讨论淀粉的可吸收性，实际上是在讨论人体吸收淀粉的速率与程度，以及在人体的哪一部位吸收。

37

在对碳水化合物进行分类时，可吸收性才是要考虑的关键因素。

直到19世纪，糖在我们的日常饮食中都是昂贵和罕见的，但现在，这种可被快速吸收的碳水化合物随处可见。许多努力减肥的人已经知道要避免吃糖；但他们可能没有意识到，可以快速消化的淀粉，包括面包、其他烘焙食品、谷物食品和许多我们最喜欢的零食，都具有和糖一样的效果。

政府于20世纪70年代发布的《美国的膳食目标》没有体现出任何这方面的信息，而是将不包括糖的其他所有的碳水化合物都划到了"复合碳水化合物"这一具有误导性的类目下。"复合碳水"这一术语该下岗了，因为它并不能将可快速吸收的碳水化合物和不可快速吸收的碳水化合物区分开来。长期以来，这种模糊性隐藏了碳水化合物的真正本质。

# 10

## 如今的过度加工食品让我们 吸收了更多卡路里

　　如今，我们比 1970 年时每天平均多摄入了大约 500 卡路里的热量。这主要是由于加工食品占美国人日常饮食的 70%。虽然这类加工食品可以幻化出无数的口味、形状和规格，并以各种品牌名称来销售，但其基本特征是相同的：与天然形态极为不同的、能量丰富的碳水化合物。加工破坏了它们的分子结构，它们本质上变成了汹涌的葡萄糖。在大多数加工产品中，已预消化过的淀粉与一些非常好吃的添加剂（一般为糖、脂肪或盐，通常还是这三者的组合），使很多人都难以抵挡诱惑。

我们让食品变得只剩下容易吸收的卡路里。

　　一位食品设计师已在食品行业工作了近 50 年，在他的口中，这种变化就是"一种持续了数十年的蜕变"——我们让食品变得只剩下容易吸收的卡路里。他

指出，食品工业已经去除了任何可能影响热量被快速吸收的东西。"磨掉稻糠制成白米，精加工面粉；这样，食品变得很轻，一点也不费事。食品轻，易咀嚼，易吞

咽。添加脂肪、糖和盐，让食品更具吸引力：完美的卡路里炸弹。"

食品加工技术一千年来发生了太多的变化。人类进化生物学家蕾切尔·卡莫迪教授曾写道，早期的人类可能通过烹饪满足他们的能量需求，因为我们的下巴相对较小，单靠它的咀嚼来分解食物效率低下。烹饪通过将完整的食物结构进行降解，使食物的热量和营养更容易消化和吸收。

传统社会也有研磨和捣碎谷物的工具，这让我们有了面粉。这是人类最初加工出的食物原料之一。但简单的石磨面粉与我们如今在超市货架上见到的淀粉几乎没有相似之处。如果说烹饪和碾磨是早期的加工形式，那么现在的食品制造策略可以更恰当地被称为"过度加工"。

这引出了当前食品标签的另一个局限。虽然它显示了包装食品食用分量中含有多少卡路里的热量，但它没有显示出你会吸收多少卡路里。有关热量通过人体系统时移动的速度，以及在消化道的哪个地方吸收它们——这些关键信息是缺失的。

卡莫迪教授和她的同事理查德·兰哈姆写道："你从食物中实际上摄入多少卡路里，取决于食物的加工程度有多高。""食品标签忽略了消化过程的成本——细菌消耗的部分和消化所耗费的能量。"我们从每盎司*薯片这样的加工食品或膨化谷物食品中吸收的热量，比从整粒全谷物的纤维中吸收得更多。食品的加工使我们的体内摄入了更多的卡路里，而这才是体重增加的原因。

卡莫迪和她的同事在讨论像土豆这样的食物时解释道，"如果你生吃一种淀粉类食物，多达一半的谷物淀粉通过小肠时并未消化。你身体吸收的热量占总进食热量的2/3，甚至更少。其余的可能由你结肠里的细菌给消耗了，或者甚至有可能未经消化吸收而囫囵排出了"。这就是加工食品导致的危险：破坏了食物的自然结构后，消化系统的作用距离缩短了。

---

\* 1 盎司约等于 28.35 克。

# 11 食品工业声称食品加工没有副作用

当然，食品工业会极力为其加工技术辩护。食品工艺学家学会在一个礼堂里召开了年会，我在那里目睹了这一切。用该机构自己的话来说，它致力于营造"一个普遍认可科学和创新的世界，因为科学和创新对为每个人提供安全、有营养和可持续的食品至关重要"。

该学会正在开设一门关于食品科学的短期课程，并标榜这门课是那些想了解食品制造业的新人的训练营。致力于实现安全营养的食物供给的叙事显然在列。该学会的前会长罗杰·克莱门斯博士曾经对着数百人发表演讲，主题就是加工食品在输送营养方面的作用。克莱门斯博士问听众有没有人喜欢意大利菜。他警告道，你最好打开一罐沙司，而不是用铸铁锅煮西红柿；他指出，后一种做法可能让铁锅中的杂质渗入食物中。克莱门斯认为，商店购买的意式沙司比我们在家里煮的要更安全；他的这个说法只是他关于食品技术益处的宏大论述

41

食品工业会极力为其加工技术辩护。

42

中的一部分。

这也是对那些让所有食物都听起来吓人的说法的一种嘲弄。克莱门斯博士认为，如果他给你展示食物中天然形成的所有有毒物质，你大概就不会吃它们了。他认为，对食品加工和食品污染的任何忧虑都是过度紧张和不合适的。

克莱门斯认为，所有形式的食品加工都差不多，可以被视为"有目的地将原始植物和动物制品转化为我们可以食用的食品的做法"。根据这一定义，他可以证明，制造商对食品的加工基本上和我们在家通过清洗、改刀、加热、焯水、配制或冷冻的方式烹饪食物没有什么不同，只是制造商做起来都是大体量的。

他问听众，家庭烹饪和工业加工的区别是什么呢？他的答案是"规模"。

食品工业的专家们喜欢将他们的生意描述成是在推动营养饮食。毕竟，食品技术为我们提供了无麸质薄饼干、无乳糖牛奶，推广了促进心脏健康的植物类固醇，还提供了速冻豆角。如此一来，业界就认为，健康的产品似乎总是加工得更多的产品。在他们看来，新鲜并不总是最好的。例如，国际坚果和干果理事会认为，干果的抗氧化剂含量远高于新鲜水果，因为"在脱水过程中，抗氧化剂浓缩成了更小的体积"。

种子是为营养学家广泛称赞的另一种新鲜食物，但克莱门斯博士不以为然：他质问道，我们是不是鸟类？

他断言道，我们体内没有器官来分解种子壳，种子壳大部分是纤维素；因此，种子在我们的身体里没有消化，也就没有什么营养价值了。克莱门斯声称，食品加工的好处是为你"嚼细"了。他指出，人们喜欢食品加工。没有食品加工，我们的食物种类就少了，并且食物也容易变质。

他将面包作为另一个展现加工技术价值的例子。他指出，当用丁基羟基茴香醚（BHA）、二丁基羟基甲苯（BHT）和特丁基对苯二酚（TBHQ）等化学物质来保持面包的柔软时，人们就能把一条面包存放在面包盒里。那时，有关使用防腐剂的说法出现了（他称其为恐吓策略）；之后，这类化学物质使用得比以前少了。这就意味着面包必须储存在冰箱或冰柜中，以防止其发霉。克莱门斯博士暗示道，这很离谱。

现代化的食品加工体系的好处包括提高了食物的可利用性、增加了选择、使更多人买得起，另外还增加了便利性。他还指出了其他可能是更重要的优点。克莱门斯博士指出，技术使我们降低了某些特定类型的健康风险，并改善——而非损害——了整体健康。

他还谴责了联合国使用的食物分类系统（NOVA），建立该分类系统的目的是识别过度加工的食品和饮料。<sup>44</sup> 科学家们将这类产品视为全世界公共卫生的威胁。来自圣保罗大学的研究人员指出，"这些不是什么改良的食品，其原料大多来自廉价的、工业化生产的膳食能量和营养成分，再加上一些添加剂……过度加工产品超级可口，极具诱惑，保质期长……其配方、描述和营销往往导致人们过度进食"。

克莱门斯博士显然意识到，根据加工工艺对食物进行分类的系统是对食品工业的巨大威胁。他对某些国家正在开展的将食物按照加工方式分类的运动表示担忧，他将这一运动称为"一辆货运列车"。他非常清楚地表明，他不想做任何危及食品供应的事情；但显然，应该叫停这种分类工作。

在听完他的一些其他演讲后，我知道他相信新鲜食物和加工食品对每个人的健康饮食都很重要。然而，食品加工行业却花费了数十亿美元来设计和销售加工食品。

食品行业的玩法还包括其他的信息传播策略。该行业了解并操纵了公众对营养的疑惑；面对这一局面，该行业——用他们自己的话来说——试图"重设"和"重构"相关对话。

例如，营销专家知道，消费者正试图限制糖的摄入量。营销人员还意识到，敦促我们在食物选择上保持"适度"，只会"使人们更加意识到"与某些食物相关的"危害"。于是，他们转而试图让我们相信，健康的生活与"均衡"有关，我们得从不同类型的食物中获取我们所需的营养。

表面上看，该行业对"均衡"的聚焦是有其吸引力

45

的。如果糖和淀粉中的热量与菠菜和西蓝花中的热量对人体的影响是相同的，那么该行业的说法就是有益的。但正如我们已经开始认识到的，卡路里生而不平等。

# 12

## 从全谷物到盒装谷物食品：
## 我们吃的东西到底是什么？

让我们一起走进麦田，仔细看看那些茎秆，以及琥珀色的麦浪，这才是美国故事的核心之意。现在，我们单看一根茎秆，沿着茎秆向上，一直看到麦穗。观察小麦的麦穗，是由一簇小穗组成。每个小穗里有一粒麦子，它也被称为小麦粒或小麦颖果。在现代食品工业中，这类单种子的小麦是生产面包、谷物类食品和大量其他产品的原料。

麦粒的外部保护层是麸皮，大多数不溶性膳食纤维都在麸皮中。麦粒的底部是营养丰富的胚芽，也就是种子的"胚胎"，其重量约占麦粒的2.5%。胚芽的脂肪含量相对而言是很高的。麦粒的中间部分是密实的胚乳，也是为植物胚胎准备的食物。胚乳主要由淀粉组成，但也含有一些蛋白质，其体积占麦粒的4/5多一些。麦粒

的这三个部分都含有微量矿物质和一些维生素。这种结构并非小麦所独有：大米、燕麦、大麦、玉米和其他许

多谷物，都具有有着类似特点的储存淀粉的内核。

如果试图咬开坚硬的麦粒，我们会崩坏牙齿。为此，我们开发了研磨加工工艺；这让我们能够破开麦粒，以便以更易消化的形态来利用其中所含的淀粉。白面粉是通过研磨和筛选，将胚乳与麸皮和胚芽分离后制成的。如今，市面上销售的大多数全麦或"全谷物"产品，其实使用的是相同的基本工艺，然后再添加些麸皮回去；这样可以给面包着上有吸引力的颜色，也许还能让面包变得更扎实，并改变它的风味和质地。然而，真正的全谷物是包括了胚乳、麸皮和胚芽的全部成分，这才是保留了科学家所说的食物基质，或者说是食物的原始分子结构。

淀粉颗粒的天然基质里是葡萄糖分子，它们紧密地聚集在一起，处于半晶体状态。在某些类型的显微镜下，晶体链类似于十字架。水和酶都很难渗透到这里；这使得淀粉难以消化、吸收缓慢。即使麦粒的某些部分在研磨过程中被碾碎了，淀粉的结构也会保持完整。当我们烘烤面包时，淀粉颗粒在凝胶作用（gelatinization）的过程中散开，从而变得易于消化。但这与当今食品加工过程中发生的情况仍相距甚远。

如今，市面上销售的大多数全麦或"全谷物"产品，其实使用的是相同的基本工艺，然后再添加些麸皮回去；这样可以给面包着上有吸引力的颜色，也许还能让面包变得更扎实，并改变它的风味和质地。

# 13 食品加工改变了淀粉的化学结构

不久以前，谷物是用水轮驱动的大石头磨碎的，如今则是用高速钢辊碾磨成粉。虽然这种研磨破坏了淀粉颗粒紧密和紧凑的结合键，但它并没有显著地将淀粉变性。而挤压膨化法（extrusion cooking）的第二步加工，才瓦解了淀粉颗粒，粉碎了含有葡萄糖分子的直链淀粉和支链淀粉。这些加工过程导致糊化（dextrinization），即将淀粉分子分裂成短链碳水化合物，从而加快了其在小肠的吸收速度。[一位科学界的同事告诉我，人体吸收一些经过挤压处理的淀粉的速度，可以比吸收被称为"伟大的美国发明"的神奇面包（Wonder Bread）的速度更快。]如果浏览一下这些食品标签，你会在某处看到"葡萄糖"（dextrose）这个词。这是经过加工创造出来的一种短链快碳水。

挤压膨化机把淀粉分子基质的各个部分都改变了，它被广泛地应用于当今的食品工业中。早餐谷物食品中的大多数谷物都是用挤压膨化机加工的，炸玉米片和其他零食也是如此。甚至，许多全谷物薄干脆饼中的黑麦也是挤压机加工出来的。包装上的标签可能宣称面包是由百分百的黑麦和盐制成的，但它并没有说明黑麦已经发生了多大程度的变性。挤压加工还用于制造一些植物蛋白，并将这些蛋白质用在一些日益流行的、用以代替肉类的素食产品中。

这种激进的加工方式对食品公司的吸引力是显而易见的。过度加工后的粉末易于混合，从而可以配制成数千种产品。这是典型的生产"附加值"，它可以让食品公司对相同的原料收取更多的费用。而且，马尼托巴大学营养学教授马丁·斯坎伦博士向我解释道，这种加工方法可以形成一种气化结构，从而赋予食品以可口感，或"令人愉悦的咀嚼感"。

这种激进的加工方式对食品公司的吸引力是显而易见的。

挤压膨化法开发于 20 世纪 40 年代，它综合采用了热力和机械技术，为谷物食品和其他许多种食品加工处理配料。麦粒的胚乳被碾成粉末后，产生的面粉如水流一般，注入一个位于膨化挤压机后部的管道或桶中。加水进行混合后，再加入其他可以增加风味的配料。机器中的旋转螺杆转动着搅拌混合这些配料，其间形成的剪切力将淀粉分子碎片往相反方向扭曲，从而使其粉碎。机器内的高压有时候超过了 100 倍大气压，形成合力在管道内上下搅动混合，一遍又一遍地调制着管道内的混合物。

食品加工改变了淀粉的化学结构

混合调制最初是在低温环境中进行的，但很快，机器将混合的浆料推入加热区，那里的温度可以超过华氏300度[1]。热量、水蒸气与转动的剪切力一起产生凝胶作用——将未加工淀粉颗粒的半晶体结构破坏掉。作为淀粉颗粒组成部分的支链淀粉膨胀起来，其分子链破裂；然后析出了直链淀粉。后续的加热和剪切力促使淀粉进一步膨胀并析出直链淀粉。

这时，机器将处于超高压状态的糨糊状混合物输送到前部，在那里把混合物从一个模具中挤压出来。例如，如果正在加工 O 形早餐谷物食品，则模具就是圆形的。糨糊状的产品一旦从管道中出来，压力骤降，其内部的液体蒸发，导致其表面积大幅膨胀。此时，产品是高度黏稠的和类似塑胶态的；接着，它迅速硬化成固态，并最终成了你的早餐。

这些加工过程对食物结构和人体新陈代谢的影响从未得到充分的研究。与我交谈过的科学家指出，食物在进入挤压机时，直链淀粉的分子量在 $10^5$ 到 $10^6$ 之间；而支链淀粉的分子量在 $10^8$ 到 $10^9$ 之间。经过挤压机后的淀粉分子量有所不同，具体大小取决于机器内的温度和压力。旋转螺杆的转速越高，剪切力越大，淀粉颗粒的分解程度就越高。虽然最终的分子量不同，但加工可以使得淀粉分子量降到原来的千分之一到十万分之一。

51

---

[1] 约为摄氏 149 度。——译者注

实际上，这些加工提高了我们消化这些食品的速度。

尽管程度有所不同，但其他食品加工技术同样也会导致淀粉分解。例如，通用磨坊食品公司（General Mills）以喷枪（gun puffing）为荣，将它称为使制造"脆谷乐"（Cheerios）成为可能的"关键发明"。数十年来，"脆谷乐"是用蒸汽压力煮熟，然后在不同的机器中用喷枪喷制而成的。随着时间的推移，该技术虽屡经调整，但基本原理保持不变。该加工技术通过使用巨大的气体压力，极大地改变了产品的形状和质地。20世纪40年代，《财富》杂志描述了这项发明：在进入40支像沉重的钢筒一样的喷枪时，谷物食品是潮湿和浸了水的。当钢筒内的温度和压力慢慢上升时，压力夹紧了钢筒并使其旋转起来。当压力达到100磅左右时，一个工人把喷枪翻转过来，瞄准金属丝网筛并扣动扳机。喷枪发出砰的声音！"网络脆"（Kix）和"脆谷乐"（Cheerioats）[1]就像冰雹一样被击打到网筛上。

经过挤压和膨胀后，该合成物料可以被切割、干燥、包裹、包装，并运送到商店。淀粉分子的物理性质不再像以前那样了。这一加工过程破坏了淀粉的颗粒结构，缩短了葡萄糖的分子链，并扩大了食品的表面积，这些都提高了我们的消化道吸收食物进入血液的速度。

这一加工过程破坏了淀粉的颗粒结构，缩短了葡萄糖的分子链，并扩大了食品的表面积，这些都提高了我们的消化道吸收食物进入血液的速度。

52

---

〔1〕 Cheerioats 是 Cheerios 的前身，是通用磨坊食品公司推出的第一款即食谷物食品；1945年改名为现在的 Cheerios。——译者注

# 14

## 淀粉加工后结构的改变使它成为可快速吸收的碳水化合物

<sup>53</sup> 食物的物理和化学结构决定了我们的身体消化和吸收它们的速度。简单地说：我们把食物基质破坏得越充分，淀粉变为可供身体利用的葡萄糖的速度就越快。

食品加工业分解淀粉颗粒的技术，无论是通过挤压膨化法、凝胶作用、糊化，还是其他方法，都有一个共同的结果：它们加快了消化和吸收的速度。唯一的区别是程度上的差异。例如，挤压法把产出的淀粉结构剪切得非常厉害，是充分预先消化了的。其他的加工技术可能没那么剧烈，但它们仍然足够强大，可以产生人体能快速消化吸收的碳水化合物。

<sup>54</sup> 布鲁斯·哈梅克博士是普渡大学的食品科学教授，研究加工对碳水化合物吸收的影响。尽管他承认各种加工技术降解淀粉的程度不同，但最终结果几乎都是更快的水解，即淀粉颗粒分解的速度变得更快。哈梅克博士告诉我，"我们感兴趣的是淀粉的消化速率，以及影响

淀粉水解速度和葡萄糖释放和吸收到体内的因素"。

他解释道，我们的身体进化并适应了从未加工的食物中提取葡萄糖。这种生存机制可能有助于解释，我们的肠道为什么通常有惊人的 25 英尺*长。哈梅克博士指出："即使淀粉在基质中，肠道的长度也足以消化吸收其中大部分的葡萄糖。"

如今，易消化的加工食品尚未经过全部肠道，身体就已经把它们吸收了。瑞士隆德大学的英格·比约克教授也认为，尽管加工程度会对淀粉的可消化性产生极其重要的影响，但加工技术的选择仅仅会产生细微差别。她指出："我们使用的许多加工方法都使人体很容易消化吸收食品中的淀粉。我们拥有的消化和吸收淀粉的能力严重过剩了。"

比约克教授也强调，真正影响消化和吸收的是未经加工食物的结构。她解释道："食用碳水化合物的类型、你向肠道送入碳水化合物的方式，以及膳食纤维的类型"都对身体如何作出反应"有重要影响"。

通常来说，蔬菜是一种很好的缓慢吸收淀粉的例子。比如花椰菜或菠菜这样的蔬菜，它们的细胞壁结构很牢固，主要由膳食纤维素组成。纤维素中的聚合物链通过 β1 和 β4 键连接，人类不能分泌可破解它们的酶。用一点化学知识来说：在进入盲肠或大肠前，我们不能

*　1 英尺 ≈0.3048 米，25 英尺约为 7.62 米。——译者注

淀粉加工后结构的改变使它成为可快速吸收的碳水化合物

我们的身体进化并适应了从未加工的食物中提取葡萄糖。

如今，易消化的加工食品尚未经过全部肠道，身体就已经把它们吸收了。

55

分解和吸收这类纤维；而在结肠或大肠里的细菌能为我们分解这些纤维素，然后我们才能消化这些东西。

传统的膳食建议强调，蔬菜所含的营养物质是它们最重要的价值。当然，它们丰富的维生素和矿物质是有价值的。然而，蔬菜所缺乏的——即淀粉含量相对较低——可能同样重要。与谷物不同，大多数蔬菜主要由水组成。胡萝卜只含有约12%的干物质，而西蓝花几乎只含有11%的干物质。莴苣、生菜球、菠菜、茄子、南瓜和甜椒都只含有不到10%的干物质。当然，有些高淀粉类蔬菜，特别是根类蔬菜或块茎类，如山药和白薯，它们含有22%至31%的干物质；但这些只是例外。

在大多数时候，当我们吃蔬菜时，食物的结构仍然相对完整。因为蔬菜的结构和纤维含量都完好无损，我们无法吸收它们所含的热量。未加工食物所含的能量仍然藏在紧密的结构中，我们体内的酶无法分解这种结构；因此，我们的身体消化这些食物，但无法吸收其所含的热量。

而淀粉加工程度越高，人体就越容易快速消化加工形成的食品。这是由于淀粉在加工过程中的糊化导致了淀粉的快速水解。食品加工程度越高，人体消化它们的速度越快。

虽然食品加工业认为人类一直在进行食品加工，但传统加工技术并没有像现代技术这样改变淀粉颗粒的结构。例如，仅仅由滚筒压力机碾碎的谷物食品，压力机

食品加工程度越高，人体消化它们的速度越快。

没有完全分解食品中的淀粉，因此身体吸收其中淀粉的速度就慢一些——只有当代的工业加工才会生产可快速吸收的快碳水。

只有当代的工业加工才会生产可快速吸收的快碳水。

# 15

## 快碳水是信使，传递着糖、脂肪和盐带来的口舌之欢

在《过量饮食的终结》一书中，我详细研究了当第一口美食触及你舌头时会发生什么：它立即激活了大脑的奖励中心。大脑的一些回路甚至在你品尝食物前已经做出了反应，这是因为视觉和嗅觉的提示触发了你上次吃相似美食的记忆。

近来，有关肥胖症原因的研究一次又一次地回归到神经生物学的作用上来。大量的证据表明，美味可口的食品会破坏我们身体与生俱来的食欲调节系统。吃汉堡包、比萨、奶昔、薯条和其他快餐，会触发大脑释放多巴胺等化学物质，使我们的注意力集中在饮食体验上。

食物本身向大脑有效地发出一个命令：这很重要，注意！大脑阿片肽传送器进一步增加了某些食物带来的愉悦感，从而迫使你吃得更多，即使你根本不饿。

食品公司非常清楚其产品的诱惑性，并花费数百万美元来制造能引发这种神经反应的食品。他们还通过对

**吃汉堡包、比萨、奶昔、薯条和其他快餐，会触发大脑释放多巴胺等化学物质，使我们的注意力集中在饮食体验上。**

食品进行设计，让人感觉达到最佳的"幸福"点——最大限度地提高你愉悦感的点。你吃的食品能使你全神贯注，然后让你想要吃更多；这种净效应与吸毒成瘾的神经通路在很多方面都是相同的。

当我写《过量饮食的终结》时，我关注的是诸如糖、脂肪和盐等成分在上述过程中的作用。我探究了这些成分刺激大脑奖励中心的方式，尤其是对那些有可能过度进食或失去对食物的控制的人。然而，当我开始研究高度加工的快碳水时，我感到困惑了，因为淀粉的味道与上述成分完全不同。

虽然淀粉是许多加工食品中的关键成分，但淀粉本身并不比我们之前用面粉和水做成的学校用的糨糊更好吃。"白面包"这个词甚至成了平淡或无趣的代名词。我们当然不会无缘无故地将无味的淀粉吃个不停。这就提出了一个显而易见的问题：他们到底对淀粉做了什么，使淀粉变得如此可口呢？

盖尔·西维莱非常了解如何设计食品。作为感官评估专家，她告诉我，食品公司通常会把食品设计成可以在嘴里达到最佳的"融化"感——这种感觉强烈但转瞬即逝。当我打电话跟她讨论淀粉时，她不太理解我新的关注点。她坚持认为，淀粉不是特别令人愉悦的。她承认，淀粉确实能在人的口中分解出葡萄糖，但我们能品尝到多少葡萄糖的滋味，她就不清楚了。

那么，当我吃加工的碳水化合物时，这些在我口中

食品公司非常清楚其产品的诱惑性，并花费数百万美元来制造能引发这种神经反应的食品。

食品公司通常会把食品设计成可以在嘴里达到最佳的"融化"感——这种感觉强烈但转瞬即逝。

59

的淀粉团有什么用呢？

她回答道，"我认为你不需要它，除非你想在嘴里多含一会儿东西"。但是，当我们探讨这个话题时，我们都逐渐意识到，一团寡淡的碳水化合物对传递其他味道起着至关重要的作用。西维莱指出："它能很好地承载其他对我们的感官有吸引力的成分。淀粉是骨架。"

换句话说，淀粉是一种传递装置。食品公司用高度加工的快碳水作为味道的"调色板"，来设计出超级可口的食品。制造商以淀粉为"画布"，在上面涂糖、脂肪和盐。上述做法可能看起来是无害的，但对这些食品提供愉悦感的方式至关重要。

西维莱解释道，虽然淀粉可能是口感寡淡的，但人们喜欢把它含在嘴里的感觉。她指出，人们不喜欢谷物占比高的谷物类食品，因为我们不想让谷物的小颗粒在嘴里四处流动，卡在牙龈里。而一小团柔软的淀粉粘在一起，很容易吞咽，吞咽后让你的嘴巴干干净净的、空空的——好准备去吃下一口。

寡淡的碳水化合物妨碍了饱腹感的传递，因为它在你开始咀嚼前，就几乎融化在嘴里了。咀嚼食物是身体回应饥饿的重要过程，它能减缓你的进食，让你有时间感到饱腹和满足。当你不经咀嚼就吞下食物时，你的大脑没有接收到你咀嚼食物时的那种信号。因此，你很容易就自动不停地吃下去。

有时，食品加工技术会将高度加工的碳水化合物制

制造商以淀粉为"画布"，在上面涂糖、脂肪和盐。

当你不经咀嚼就吞下食物时，你的大脑没有接收到你咀嚼食物时的那种信号。因此，你很容易就自动不停地吃下去。

60

作成膨化食品，当它们在嘴里融化成柔软的面团之前，咬嚼时嘎嘣脆的口感令人愉悦。西维莱解释道，这种感官反馈给人们带来很多乐趣。"这就是为什么人们有时张开大嘴吃饭，声音会更响亮。"

西维莱告诉我，高温和膨化挤压法的剪切力在加工谷物食品和零食时，会使它们更加蓬松和酥脆。此外，这种加工形成了更大的表面积，使产品暴露在更多的唾液和消化酶中，从而加快了吸收的速度。

风味、愉悦感和可口性是食品工业向大脑传递的信息，而可快速吸收的碳水化合物则是它们的信使。

# 16

## 没有加工淀粉，我们可能不会生产出如此花样繁多的加工食品

如今，大约 60% 至 70% 的加工食品都以淀粉作为其主要原料。人们已经把小麦、玉米、木薯、大米、土豆和其他淀粉制作成数十万种产品，它们填满了超市的货架和我们的盘子。

种类繁多的淀粉类产品是典型的美国风格，这反映出美国种植主食淀粉作物的巨大体量和生产淀粉的低廉成本。淀粉用于增稠酱料、取代脂肪、改善口感、制造凝胶和糖浆、提高产量、锁住风味，以及保持产品的稳定性和保质期。美国最大的淀粉公司之一的企业项目负责人指出，"我们几乎在每种食品里都使用淀粉"。

然而，食品设计师很早就认识到，没有经过化学或结构改造的天然淀粉有其局限性。天然淀粉是松软的，作为增稠剂用处不大，在工业加工过程中不能较好地定型，质地不佳，且保质期短。因此，从 20 世纪 40 年代

美国最大的淀粉公司之一的企业项目负责人指出，"我们几乎在每种食品里都使用淀粉"。

61

62

起，食品工业开始通过挤压等加工技术改变淀粉的性质，将完整的颗粒转化为功能性更强的分子。如今，一位食品设计师在设计产品时，有数百种来源各异的变性淀粉可供选择。

不同的改良淀粉能够提供一系列不同的质地，赋予食品消费者想要体验的、精准的酥脆度、松脆度或轻盈度。面粉和淀粉对食品质感体验的重要性不容小觑。例如，在一家餐馆里，当一个面包篮放在我前面时，面包不仅仅会在视觉上吸引我的注意力，而且能够让我想象出吃面包的感觉，包括咀嚼面包皮的感觉。口感作为一种促使我们去吃的感官体验，与甜味和咸味一样重要。

但是，在当今市场上，无论人们是出于变性淀粉的质地效果，还是因为其能提供其他无数特性而使用它，所有变性淀粉都具有一个共同的生理作用：人体消化后，它们都会在体内分解为葡萄糖。

食品设计师很早就认识到，没有经过化学或结构改造的天然淀粉有其局限性。

所有变性淀粉都具有一个共同的生理作用：人体消化后，它们都会在体内分解为葡萄糖。

没有加工淀粉，我们可能不会生产出如此花样繁多的加工食品

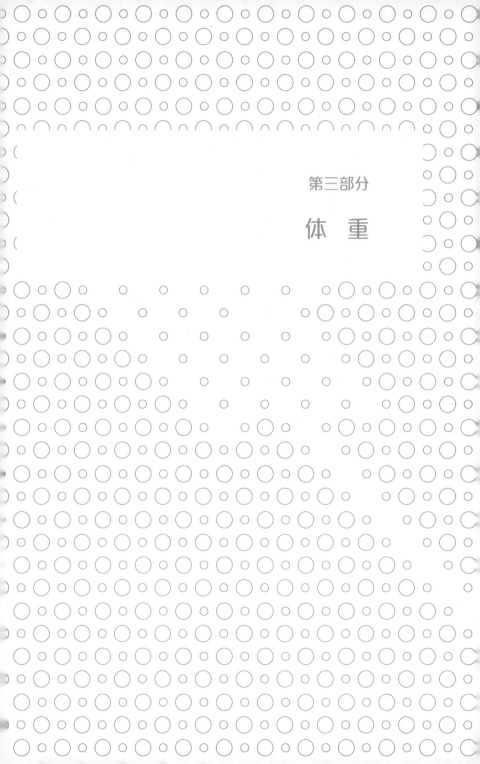

第三部分

# 体 重

# 17

## 建议：终身减少或戒食快碳水

65

无论怎么称呼它们——是快速消化的淀粉和糖、精制谷物、过度加工食品，还是市面上常见的夹心巧克力和甜甜圈——快碳水都已经接管了我们的日常饮食。我要强调的是，减少或戒除日常饮食中的快碳水，这一简单的改变，能让你达到并保持健康的体重。

让我们花点时间详细说明快碳水和慢碳水的一些区别。人体吸收快碳水的速度之所以快，是由于它们不会触发人体的饱腹感或者说满足感，从而容易使人吃得过多。它们是如下食品的主要成分：市售早餐谷物食品，大多数品种的面包、面包卷和比萨饼皮，许多无麸质食品，任何用加工面粉制作的食品，以及包括各种薯片和薄饼干在内的膨化或加工的零食。快碳水还包括所有类型的糖。显然，蛋糕、糖果、冰激凌、布丁，以及如苏打水、果汁和啤酒等其他液体碳水化合物都属于这一类型。但是，一旦你开始寻找快碳水，你会发现它们也存在于许多其他食品中，而且常常是一些你意想不到的食品，其中包括沙拉酱、作为谷蛋白替代品的加工鸡蛋和

66

减少或戒除日常饮食中的快碳水，这一简单的改变，能让你达到并保持健康的体重。

奶酪产品，甚至一些鸡肉和肉制品。

此外，一些未经加工的淀粉类天然食物也属于快速吸收类食品。这些食物包括白薯和白米，它们也属于快碳水。你吸收这些食物中碳水化合物的确切速度取决于食物烹饪和进食的方式。韦尔·康奈尔医学中心的减肥临床医生路易斯·阿隆博士已经指出，在一餐开始时吃快碳水会增强食欲，从而导致体重增加。

相比之下，慢碳水包括豆类和非淀粉类蔬菜，如绿叶蔬菜、十字花科蔬菜：西蓝花和花菜、芦笋、甜椒和西红柿。这些碳水化合物富含纤维，只含有少量的淀粉。豆子、扁豆和鹰嘴豆等豆类含有天然的抗性淀粉，而抗性淀粉之所以得名，正是因为此类淀粉周围的纤维可以让它们"对抗"消化作用（从而更难以消化）。一些含有抗性淀粉的食物蛋白质含量较高，这也有助于减缓消化速度，并容易产生饱腹感。比如说，喝扁豆汤或吃辣椒，你想食用过量都很难。

慢碳水包括豆类和非淀粉类蔬菜。

同样，人体吸收某些谷物中含有的淀粉的速度，要慢于吸收小麦等快碳水中的淀粉的速度。这些天然慢碳水包括燕麦、大麦、黑麦、荞麦和藜麦（严格来讲，这是一种种子，但人们把它当成谷物食用），食用这些谷物有利于降低低密度脂蛋白和其他血脂，从而降低患心血管疾病的风险（假如加工过程中没有用挤压机的话）。用黑麦做的面包比用其他任何谷物做的都吸收得更慢，荞麦中还含有许多抗性淀粉。某些加工和烹饪方式的重

67

要价值在于，可以保留那些能减缓消化速度的物质。例如，我们对钢切燕麦和轧制燕麦的消化和吸收速度要比速溶和研磨的燕麦慢得多。

我们对某些类型的意大利面在消化道中的吸收速度也较慢。普渡大学的布鲁斯·哈梅克博士是一位专门研究食物消化方式的顶尖专家，他认为，煮后有嚼劲的意大利面有一种能锁住淀粉颗粒的显微结构。但这种情况似乎只存在于用硬质小麦制成的干意大利面中，且须是在凉爽而非温暖的环境中干燥的。这种意面更坚硬，具有更强的物理结构来减缓吸收的速度。

虽然水果中含的糖主要是果糖，但水果也含有纤维和微量元素，这些纤维和微量元素有利于控制血糖、血压和血脂，从而降低了患糖尿病和心血管疾病的风险。另一方面，果汁不含膳食纤维，它基本上只是液体的糖。

慢碳水不包括大多数标有"全麦"或"全谷物"的产品。这些术语通常毫无意义，主要用于营销；大多数具有这种名称的产品通常会经过大量的加工，从而使其含有的谷物根本不"全"。斯坦福大学医学教授克里斯托弗·加德纳博士指出，当他明白了大多数全麦面包对血糖水平的影响与白面包相同时，他顿悟了。他解释道，"这就是面粉，不需要消化"。在面粉中加入麸皮和胚芽其实是一个噱头，全麦面包只不过变成了一个"运输葡萄糖的载体"。

果汁不含膳食纤维，它基本上只是液体的糖。

慢碳水不包括大多数标有"全麦"或"全谷物"的产品。这些术语通常毫无意义，主要用于营销。

68

建议：终身减少或戒食快碳水 69

消费者通常并不了解这些信息，他们一般将"全麦"或"全谷物"产品视为健康食品。在 2018 年一项针对消费者选择和购买食品的调查中，89% 的人认为选择全谷物产品的理由是全谷物对健康有益，而 41% 的被调查者认为味觉是影响考量的因素。这两个数字都较 2006 年有显著增长，当时只有 32% 的消费者会因为他们以为的营养价值而选择全谷物食品，而只有 13% 的消费者会以"口味"作为选择的依据。这种转变不是巧合。食品行业从大众对全谷物的喜爱中看到了"新商机"，并在商业广告和包装中不断地推广它们的价值。虽然日益增多的消费者选择全谷物食品，可能是出于某些添加了糖的全谷物食品所具有的风味，但此类食品的吸引力之所以提高，主要还是因为越来越多的消费者开始注重健康。

一家大型制造商将谷物加工又往前推动了一步，该企业为一种生产超细全麦面粉的技术申请了专利。这一加工过程将胚乳、麸皮和胚芽降解成超细颗粒。根据该公司的宣传册，这种所谓的超细谷物是"将全麦粉研磨成与白面粉一样细的颗粒"。该公司还声称，通过与农民合作种植比标准品种更甜的独家小麦品种，他们改良了面粉的风味。这些特征几乎是快碳水的教科书式范例。

看看豆类，它为我们提供了另一个机会来比较生产慢碳水或快碳水的加工程度。正如我们为得到淀粉颗粒需要研磨小麦仁一样，我们也要把大豆坚硬的外壳磨碎才可以吃它们。

一般来说，豆类可以先浸水，再煮到足够软。豆类在水解过程中会膨胀和明胶化，但其厚厚的细胞壁限制了其膨胀和明胶化的程度。由于细胞壁会保持稳定，即使在烹饪过程中，豆类也会把淀粉颗粒紧密地包裹在细胞内。因此，人体内的消化酶不能作用到封闭淀粉的表面。在豆类食物通过消化道时，这种完整的结构是其抵御人体快速消化的重要屏障。

但食品制造商有很多办法可以把难消化的豆类变成一种快碳水。挤压或另外一种高压加工技术，可以将豆类降解成一种只保留最少量纤维的淀粉，从而方便消化酶的快速作用。让我们看看"黑豆脆饼"的标签，这是 Nature's Harvest 公司生产的一种零食，每份含有不到 2 克的膳食纤维（其含量最多的成分是黄色玉米面，其次是豆油、黑豆片和黑豆调味品）。同样，两大汤匙的 "Desert Pepper 公司生产的斑豆酱"（含量最多的是花斑豆）只含有 1 克的膳食纤维。相比之下，一份（半杯）罐装黑豆则含有 8 克膳食纤维。由此，我们可以明显地看出食品加工产生的影响。

有时，一种用来区分各种碳水化合物的工具是血糖生成指数（glycemic index）。这是一个 40 年前发展起来的排名系统，用来衡量一种食物对血糖水平的影响。人体能迅速吸收具有高血糖生成指数特点的碳水化合物，而具有低血糖生成指数特点的碳水化合物通过消化系统的速度则比较缓慢。糖尿病患者通常将该指数作为规划膳食的有用工具；但它并不是完美的，部分原因是它只是在进食后的特定时间点测量血糖，且没有考虑高纤维食物的益处和碳水化合物对肠道激素的影响（这些都会增加饱腹感）。血糖生成指数的计算还忽略了不会影响血糖水平的乳糖，以及快碳水与脂肪组合所产生的影响，而这就会导致反常的结果，比如一份冰激凌的血糖生成指数竟然低于胡萝卜的血糖生成指数。这个例子表明，虽然具有高血糖生成指数特点的食物通常是快碳水，但具有低血糖生成指数特点的食物不一定就是慢碳水。

这个例子表明，虽然具有高血糖生成指数特点的食物通常是快碳水，但具有低血糖生成指数特点的食物不一定就是慢碳水。

71

研究表明，进食快碳水后的胰岛素水平比血糖更能衡量我们的新陈代谢效果。例如，高加工、细面粉和加工较少、较粗糙的面粉具有相同的血糖生成指数，然而越精制的面粉对胰岛素的影响越大。食品行业质疑血糖生成指数的有效性是有其自身目的的；他们还声称用血糖生成指数作为饮食指南是不可靠的，因为我们吃的食物由许多不同的成分（蛋白质、碳水化合物、脂肪）构成，而不是只吃其中的一种成分。然而，这不是一个特别站得住脚的观点，因为即使与含有更多纤维、脂肪或蛋白质的食物一起食用，快速消化的淀粉依旧有不利的影响。消化率与一顿饭中快碳水的量成正比。

虽然血糖生成指数可能无法说明问题的全部，但要小心高血糖生成指数的食物。它们是快碳水。

也有其他能够更准确地评估快碳水的办法，例如现在为研究人员所主要采用的淀粉消化率测量法。这种办法模拟胃肠道中淀粉的分解，然后测量随着时间的推移所释放的葡萄糖量。我们还可以比较进食任何食物与摄入等量的纯糖后所导致的血糖升高程度。该分析中一个值得注意的发现是，吃一块纽约城贝果咖啡馆的百吉饼所提高的血糖水平，相当于进食了 23 茶匙的糖。

这些工具越来越普及，操作也越来越容易，它们可能对我们有所帮助；但对我们中的大多数人来说，目前在日常生活中使用这些工具还是不切实际的。而如果我们能先学会从超市货架和餐厅菜单中识别快碳水，那么，我们就迈出了关键的第一步——真正地推动解决与体重做斗争的问题。

# 18

## 高度加工的碳水化合物严重伤害我们的身体

73  为了充分了解这些高度加工的食品对身体造成的损害，我们需要回顾一下消化碳水化合物的基本知识。首先，需要声明的是：我们身体的消化系统和内分泌系统极其复杂，我们甚至到现在也没有完全弄明白。我在这里描述的，是你进食和消化食物过程的一个简化版本。这个过程的某些复杂环节，是科学家们激烈辩论的话题，其中很多问题也是当下研究的焦点。

例如，人们越来越意识到，我们的微生物群系——在我们体内与我们共生的数十万亿的细菌——在消化、新陈代谢和整体健康方面所起到的作用比之前我们所了解的要重要得多。我们才刚刚开始了解这些微小的"房客们"的全部影响，但我们越来越了解一个健康的、多

74  样化的微生物群系是如何帮助我们消化，如何保护我们免遭疾病侵袭的，这种微生物群系或许还可以帮助我们调节情绪。

但一般来说，当我们咬进一片面包，或一卷汉堡卷、一个甜甜圈或一片比萨、一个纸杯蛋糕或肉桂面包后，就会发生下述情况。任何这类食物都很容易吸收你的唾液，在你的嘴里形成一团美味而柔软的糨糊。盖尔·西维莱指出，这种面团本身并不特别令人愉悦。但正如我们所见的，碳水化合物组成的面团在运送脂肪、糖和盐的方面起着至关重要的作用，这种设计使我们容易过量进食。

这个面团从口腔进入消化道，通过食道进入胃。通常，胃的研磨功能及其酸性环境可分解食物，以促进随后的消化。饱腹感是一项重要的提示，它告诉我们的大脑，我们已经满足，可以停止进食了。

快碳水到达胃部时，就已经是柔软多孔的糊状物，胃不需要为它们后续的吸收做任何准备工作。易消化的碳水化合物面团便可以快速通过胃部，来到小肠。

小肠有三个部分：十二指肠负责接收来自胃部的已部分消化的食物；空肠则将大部分营养物质吸收到血液中；回肠负责吸收之前剩余未吸收的营养物质。当人体吸收了食物中的营养物质后，小肠允许营养物质穿过肠道内壁进入血液。

从进化的角度来说，十二指肠的工作是通过释放酶继续分解食物。但是，食品加工将碳水化合物从其保护壳中分离出来，将一个很长的链状淀粉变成一个非常短链的分子。食物不再需要穿过整个消化道，十二指肠就

快碳水到达胃部时，就已经是柔软多孔的糊状物，胃不需要为它们后续的吸收做任何准备工作。

可以很容易将短链分子分解成单糖葡萄糖，通过小肠内壁吸收，然后直接释放到血液中。

如此一来，高度加工的碳水化合物缩短了我们与生俱来的生物学过程。千百年来我们发展出一整套费力的步骤，用整个消化道来消化完整的水果、谷物和蔬菜；而如今，食用高度加工的碳水化合物破坏了这一模式。

接下来发生的事情是：大量葡萄糖进入血液后迅速触发胰岛素的释放。在此之前，味觉刺激和调解系统也会触发胰岛素的"头"期分泌。而十二指肠中的细胞释放一种叫作"肠抑胃肽"（GIP 即"肠促胰岛素"，是两种胃肠道激素中的一种）的激素，它会促进胰岛素分泌。胰岛素向你肌肉和肝脏的细胞发出信号，要么利用葡萄糖作为能量，要么把它作为脂肪存储起来。无论你是吃过一汤匙糖，还是一片由加工碳水化合物制成的面包，效果都是类似的：胰岛素水平会激增。事实上，当科学家们研究血糖生成指数时，他们在测试时就交替使用纯葡萄糖或白面包。

快碳水涌入我们的消化系统，激起葡萄糖和胰岛素的波动。而且，因为我们整天吃着快碳水，这些波动就一次又一次地出现着。

千百年来我们发展出一整套费力的步骤，用整个消化道来消化完整的水果、谷物和蔬菜；而如今，食用高度加工的碳水化合物破坏了这一模式。

# 19

## 我们消化碳水化合物的部位
## 决定了食欲如何得到满足

当我们吃的食物不是快碳水而是慢碳水时，我们的消化过程会以一种截然不同的方式运转，而且速度要慢得多。

让我们以西蓝花为例。我们必须得彻底咀嚼它，然后我们的胃对它进行研磨，并将它磨碎。当它离开胃时，西蓝花中的淀粉仍然附着在纤维素（纤维）上，因此当它进入十二指肠时，可吸收的葡萄糖量相对较小。由此，刺激胰岛素分泌的肠抑胃肽分泌得也很少。

在十二指肠中的酶的作用下，当蔬菜到达空肠时，空肠吸收了其中的部分葡萄。此时，在我们胃肠道的下部，葡萄糖和其他营养物质的到来，触发了我们称为胰高血糖素样肽-1（GLP-1）的肠促胰岛素的分泌。下胃肠道的细胞通过释放激素告诉我们的身体，我们正在吸收葡萄糖，这一信号帮助消除身体饥饿感并产生饱腹感。与胰高血糖素样肽-1原理几乎相同的药物在治

当我们吃的食物不是快碳水而是慢碳水时，我们的消化过程会以一种截然不同的方式运转，而且速度要慢得多。

疗糖尿病方面非常有效，并且通常会使服用这些药物的人的体重显著下降。

有一种假设是，如果一种食物从未到达空肠（因为胃肠道的上部就已经吸收了它），那么它就不能触发胰高血糖素样肽-1这种肠促胰岛素的释放，我们的饥饿感就不会消除。剑桥大学内分泌生理学教授菲奥娜·格里布尔博士向我这样解释道："摄入过多的快碳水这类的热量，重要的不是其触发的生理反应，而是由于其没有触发某些生理反应，才使得这样做是不健康的。"

在另一组研究中，德国的安德烈亚斯·F. H. 法伊弗和美国的法纳兹·凯哈尼-内贾德两位博士研究了为什么不同的碳水化合物有不同的血糖生成指数排名。他们发现，人体消化碳水化合物的位置远比碳水化合物的成分更为重要。

为了进行实验，他们将食糖与一种难分解的糖（异麦芽酮糖醇）进行对比。因为受试者需要更长的时间才能从这种难分解的糖中提取葡萄糖，所以，胃肠道吸收这种糖的时间更长。在空肠中，产生肠抑胃肽的细胞变少了，但产生能触发饱腹感的肠促胰岛素（GLP-1）的细胞则多得多。越完整的糖由于具有更强的化学键，所以越能有助于产生饱腹感，而不是触发胰岛素分泌的波动。

让我强调一点：吃快碳水阻止我们获得饱腹感，因为它们不能激发应该告诉我们吃饱了的信号。尽管我们的身体已经吸收了热量，但我们的饥饿感并没有消退。

令人着迷的是，肠抑胃肽和胰高血糖素样肽-1这两种肠促胰岛素，似乎具有非常不同的作用。法伊弗和基哈尼两位博士指出，"肠抑胃肽通常对人体不利，而胰高血糖素样肽-1则是有益于新陈代谢和心血管功能的"。

如同研究人员才刚刚认识到的，肠道不是一个中性的消化器官，那里有大量不同的可以探测葡萄糖抵达的感受器，这就如同你肠道里还有第二套味蕾。你的十二指肠"品尝"葡萄糖，并触发你大脑中的奖励通路。这又一次启动了你品尝比萨饼或纸杯蛋糕时所激活的神经网络。事实上，一些研究表明，肠道的奖励反应甚至可能比大脑中的反应更强烈。这些感应器究竟如何与肠促胰岛素相互作用仍然是一个谜；但毫无疑问的是，肠促胰岛素分子和肠道-大脑奖励反应之间存在关联。

纽约城市大学研究员安东尼·斯克莱法尼博士研究了这种反应。他指出，对老鼠的实验表明，一旦葡萄糖"到达肠道，肠道会向大脑发出一个非常快速的信号，激发啮齿动物对糖的欲望"。这导致动物想吃更多，无论这时它们正在吃纯葡萄糖、含葡萄糖的糖，还是短链碳水化合物（包括食品添加剂，如蔗糖、高果糖玉米糖浆和麦芽糖糊精）。他指出，"因为这种快速的口后反应（post-oral response）影响着它们"，驱使它们持续地进食。换句话说，老鼠的肠道——人类的肠道大概也如此——感受到葡萄糖后，向大脑发出信号，命令它们吃

吃快碳水阻止我们获得饱腹感，因为它们不能激发应该告诉我们吃饱了的信号。

79

更多。

这一发现在其他动物实验中也得到了验证。例如，斯克莱法尼博士指出，有一种实验小鼠没有感知甜味的味蕾。最初，当给这些老鼠喂食含有葡萄糖的饮料时，它们是没有反应的，因为它们尝不出甜味。但如果持续几天给它们喂食糖的话，它们还是会喜欢上糖，因为糖会刺激肠道-大脑的食欲通路。

斯克莱法尼博士的另一个发现更耐人寻味。他给正常老鼠喂食两种不同的饮料：甜的但不含热量的饮料（三氯蔗糖）和不那么甜但含热量的饮料（葡萄糖）。这些老鼠具备完好无损的甜味味蕾，所以实验人员预期它们会更喜欢甜一些的饮料。最初，它们的确是这样的。但几天后，它们改变了自己的行为，转而选择不太甜的葡萄糖饮料。研究人员推测认为，老鼠感受到了肠道中的葡萄糖。这种延迟的反应，比起它们从更甜的饮料中在嘴里得到的原始快感，要来得更为强烈。

我们不应该只关注人体在哪里吸收快碳水，以及吸收快碳水的速度有多快。我们还需要考虑我们食物中的纤维含量。如果我们吃相对完整（未加工）的碳水化合物，在食物通过胃肠道上半部分后，我们的消化系统仍然有工作可做。所有的纤维素纤维可以达到占蔬菜中干物质的一半，它们在通过胃肠道后仍保持未消化状态。这种纤维与一些附着其上残留的长链碳水化合物一起，行进到大肠或结肠中。纤维是你日常饮食的重要组成部分，这不仅因为它提供了你规律排便所需的体积或"粗纤维"，还因为它是你体内微生物群系中细菌的重要食物。这些微生物不是免费帮助我们的；它们需要我们为其提供食物。在过去的 10 年里，科学家们在研究这种关系上投入了大量精力。令人惊讶的是，我们摄入的热量中，有 50% 之多可能由肠道中的细菌所消耗。

塔夫茨大学弗里德曼营养学院院长达理什·莫萨法里安博士解释道，"当你测量粪便中的热量交换时，细菌吸收了吃进食物一半的热量，而不是由作为宿主的人体吸收了。如果你吃的是最低程度加工的食物，那么，这些热量中多达一半的热量可能根本不是你消化的"。

我们已经看到，胃肠道中的激素和感应器向身体发出信号，表明我们正在吃什么。一些科学家还怀疑我们肠道的微生物群系和大脑之间存在交流。莫萨法里安博士指出，"肠道微生物群系通过一系列进入血液的信号分子与宿主进行交流，这种信号分子似乎对一系列组织都具有广泛影响，这些组织可能直接或间接地包括了大脑"。

虽然这种交流机制仍然是个谜，但我们知道，快速吸收的碳水化合物永远不会成为我们肠道中的细菌"客人"的食物。因此，我们在消化吸收快碳水时也不会触发产生饱腹感的自然信号。减少进食快碳水的数量，并食用更多富含纤维的食物，就可以帮助我们调节控制食欲的复杂系统。这意味着我们可以重获饮食的控制权——控制了饮食，也就控制了体重。

减少进食快碳水的数量，并食用更多富含纤维的食物，就可以帮助我们调节控制食欲的复杂系统。

我们消化碳水化合物的部位决定了食欲如何得到满足

# 20 高度加工的食品引发快速进食

为理解过度加工食品与体重增加的关系，由凯文·霍尔博士领导的美国国家卫生研究院的研究人员发起了一项研究，以进一步考察这种联系。他们招募了 20 名成年人（10 名妇女和 10 名男子），在美国国家卫生研究院生活了 28 天。参与者年龄都在 30 出头，有点超重，体重指数（BMI）从 25.5 到 28.5 不等。[1]

实验要求其中 10 名受试者只吃过度加工食品，另 10 名受试者只吃未经加工的天然食物。两周后，两组人对调过来。研究人员告知两组人都可以按照自己的想法决定吃多吃少，并且一次进食可以长达 60 分钟。在配餐时，研究人员要考虑总热量、能量密度、宏量营养素（碳水化合物、蛋白质、脂肪）、糖、钠和纤维这些指标，尝试着让过度加工和未加工的食物在上述指标上保持一致。

---

〔1〕 体重指数在 25 以下是健康的；30 及以上代表患肥胖症。

未经加工或最低程度加工的食物包括新鲜、干制或冷冻的蔬菜、豆类、水果、肉类、鱼类、谷物、鸡蛋和牛奶。吃未加工食物的一组受试者也有不限量的零食：新鲜的橙子和苹果、葡萄干、生杏仁和切碎的核桃。由于小麦需要一定程度的加工才能变成面粉，未加工的膳食几乎没有小麦制品的食物，代之以土豆、大米、碾碎的干小麦和燕麦。

未经加工或最低程度加工的食物包括新鲜、干制或冷冻的蔬菜、豆类、水果、肉类、鱼类、谷物、鸡蛋和牛奶。

　　以下是吃未加工食物的小组一天的菜单示例：

　　早餐：新鲜炒鸡蛋。炸土豆饼（土豆、大蒜、辣椒粉、地姜黄粉、奶油、洋葱、盐、胡椒）。

　　午餐：绿叶生菜打底，加上牛油果、洋葱、西红柿、胡萝卜制作的头道主菜沙拉。橄榄油醋汁、烤鸡胸肉、烤红薯，玉米（速冻）、脱脂牛奶。苹果片加鲜榨柠檬汁。

　　晚餐：用西蓝花、洋葱、甜椒、生姜、大蒜和橄榄油爆炒嫩烤牛肉 [ 泰森食品公司（Tyson）产 ]。印度香米。盐和胡椒。切片橙子和半份山核桃。

　　食用过度加工食品的小组可以进食快餐、含糖饮料、零食、薯片、曲奇、加糖奶制品、加糖的谷物类食品和调味酱。他们一天的示例菜单：

84

　　早餐：蜂蜜坚果麦圈。添加了 NutriSource 公司产的

高度加工的食品引发快速进食

膳食纤维的全脂牛奶（添加膳食纤维，是为了确保研究中每个人都摄入相同数量的膳食纤维；当然，两个组的膳食纤维的质量不同）。蓝莓松饼。人造黄油。

午餐：牛肉方饺（Chef Boyardee 公司产）。帕玛森乳酪。白面包。人造黄油。添加 NutriSource 公司产的膳食纤维的饮用柠檬水。燕麦葡萄干曲奇。

晚餐：牛排（泰森食品公司产）。肉汤［味好美（McCormick）食品公司产］。土豆泥（Basic American Foods 公司产）、人造黄油。玉米［罐装，巨人（Giant）食品公司产］。添加了 NutriSource 公司产的膳食纤维的饮用柠檬水。添加了 NutriSource 公司产的膳食纤维的低脂巧克力牛奶（Nesquik 公司生产）。

志愿者们吃过度加工食品几乎不用咀嚼。他们吃的东西大部分是软的，颜色从白色到米黄色或淡黄色。淀粉是他们吃的许多食品（松饼、曲奇、面包、墨西哥薄饼和百吉饼）的主要成分。在肉汤和罐装方饺等这类食品中，淀粉以增稠剂和稳定剂等不那么显眼的形式出现。他们每天的零食选择的是任何乘坐飞机的旅客都熟悉的品种：袋装烤薯片、含有奶酪和花生酱的薄饼干、金鱼牌薄饼干和塑料包装的苹果酱。

意料之中的是，食用过度加工食品的小组比食用未加工食物的小组吃得要多。受试者食用过度加工食品时，每人体重都增加了 2 磅左右；而食用未加工食物时，每人体重都下降了 2 磅左右。抽血测量的空腹血糖显示，食用未加工食物的小组每人都有所下降，而食用过度加工食品的小组则基本保持不变。

最有趣的是荷尔蒙水平的变化。在那些吃未加工食物的小组成员中，抑制食欲的激素——多肽 YY 激素（PYY）——水平上升，而传导饥饿信号的胃饥饿素则下降。食用未经加工的食物还会减少脂联素（adiponectin）分泌，这是一种调节葡萄糖水平和脂肪代谢的蛋白质激素。一种与冠状动脉疾病有关的蛋白质（即超敏 C 反应蛋白）同样也减少了。就像空腹血胰岛素水平会随着血糖的下降而下降，总胆固醇水平也下降了。

也许这些发现中最值得注意的是，这些变化的发生仅仅用了两个星期。

在美国国家卫生研究院临床中心的受控环境中，与吃未加工食物的小组中的受试者相比，吃加工食品的小组中的受试者每人每天平均多摄入 250 卡路里的快速吸收碳水化合物，并多摄入 250 卡路里的脂肪。这些数字与过去 50 年来人均食物摄入量的平均增长数量几乎相同。这或许是巧合，也或许不是。

食用过度加工食品为什么导致进食这些额外的卡路里呢？

美国国家卫生研究院相关研究的首席研究员霍尔博士，在 2019 年的一场由临床医生、研究人员和营养学家们参与的营养学会议上，仔细探讨过这个问题。未经

> 也许这些发现中最值得注意的是，这些变化的发生仅仅用了两个星期。

加工的食物和过度加工的食物在许多参数上是相当的，受试者对两种膳食的评价是同样的可口和熟悉，因此这些因素没有造成影响。

重要的还是进食的速度。一位营养师记录了受试者每顿饭吃完的时间，并计算了他们的进食量和进食速度。结论是：受试者食用加工食品的速度比食用未加工食物的速度快得多。

食用加工食品的速度比食用未加工食物的速度快得多。

霍尔提出："过度加工的食品要柔软得多，也许更容易咀嚼和吞咽，这就可能转化成进食速度的提高。"他还指出，可以配制不同膳食的卡路里、能量密度、宏量营养素、糖、钠和纤维素，但我们配制不了食物的口感特性。

快速进食不是偶然出现的。食品工业把食品设计成可以嗖一下就吃进肚里去的样子。一项专利申请用于将炸玉米片制作得如薯片那般爽脆，即可以说明这一点。

快速进食不是偶然出现的。食品工业把食品设计成可以嗖一下就吃进肚里去的样子。

该专利明确了想要达到的产品质地特点：爽脆、酥松和轻盈度。要达到这些要求的困难在于，传统的炸玉米片和墨西哥炸玉米片的"粗粝感令人不快"。玉米厚实的细胞壁使得这些零食在被咀嚼时分解速度变慢，而且不会在我们的嘴里融化。像薯片和金鱼牌薄饼干这些出现在美国国家卫生研究院上述研究中的过度加工零食一样，这款新型炸玉米片将达到"入口即化"的程度。相比新鲜水果、葡萄干或坚果，以及所有需要咀嚼的零食来说，肠道消化吸收完这种玉米片的速度要快得多。

87

"改良"的炸玉米片手感轻盈，口感酥脆不硬，我们嚼起来发出"嘎吱嘎吱"声，但在肠胃里没有粗砾感。生产这种结构，首先得将玉米压成细小的颗粒。另一个步骤是在水中将淀粉煮熟，并同样粉碎；然后将玉米和淀粉混合后注入挤压机；在那里，挤压机将谷物的结构分解成"高度糊化可塑的团块"。由此形成的淀粉只是其分子原型的苍白仿制品。相当于被预先咀嚼的淀粉在口中迅速溶解、吞咽，并在上胃肠道被吸收；它永远也到不了结肠。食品界向消费者鼓吹，胶状的团块可以赋予"炸玉米片和小麦片独特新鲜的烧烤味"，但无论你吃多少片，都不会有饱腹感。准确地说——我们吃个不停，一片一片又一片。

# 21 尽可能多地戒除快碳水

我得第一个承认：戒除快碳水是非常具有挑战性的；现实是，我们谁也不能实现完全戒除快碳水的目标。而对我来说，越是能在日常饮食中接近于完全戒除它们，对我就越好；因为这意味着我的饮食习惯是受控制的。其他人可以通过减少进食快碳水的量来做得更好。关键是，你要对自己的选择感到舒适，并且有自己的界限，这样你才能长时间地坚持一种更好的日常饮食。但同样重要的是要认识到，我们的身体是不能应付快碳水造成的伤害的。

> 快碳水不仅是体重增加的罪魁祸首，也是我们大多数人设法减重最终又反弹回来的关键原因。

让我们来看三项研究，这三项研究相隔数十年。这些研究指出，快碳水不仅是体重增加的罪魁祸首，也是我们大多数人设法减重最终又反弹回来的关键原因。

第一项研究是由哈佛大学肥胖症领域的先驱乔治·布莱克本博士完成的。在 20 世纪 70 年代，布莱克本博士和他的同事布鲁斯·比斯特雷恩博士研究了低碳水、高蛋白饮食的有效性。他们向那些努力减肥的病人指定了一种极其严格且基本上是在挨饿的饮食方式，每天仅摄入不超过 800 卡路里的蛋白质和脂肪。在追踪了数千人后，他们汇编出相当确定的结果：他们发现，遵循低碳水饮食是一种安全有效的减肥策略。在他们的研究中，几乎所有的参与者都减掉了 20 磅，大约一半的人减掉了 40 磅。

这种以蛋白质和脂肪为主的饮食方式彻底背离了当时标准的减肥方案，即不那么严格的、每天约 1200 卡路里（包括水果和蔬菜）的饮食方式。当时那种饮食方式也起到了作用：病人减掉了体重。

这些发现表明，那些在有限的时间内保持严格而有纪律性的饮食方法的人将减掉体重。危险通常来自达到目标之时：在达到健康的体重后，我们开始放松饮食方法。在试图从减掉体重过渡到维持体重时，我们发现保持自律是比较挣扎的，努力减掉的体重会反弹回来，几乎就像体重有自己的想法一样。长期以来，这种令人极其沮丧的事情接二连三地发生在我身上。

比斯特雷恩博士解释道，当他有关减重的研究结束时，研究人员建议参与者慢慢地将一些日常饮食中的碳水化合物重新加回自己的饮食中，从蔬菜开始，然后是一些水果。但他们发现，这种方法导致参与者增加的摄入量全部来自碳水化合物，于是，他们后来又恢复了全部或至少是大部分已减掉的体重。

对这项研究公允的批评是，调查人员并不是确切地知道，受试者在放宽饮食限制后到底吃的是什么。这让

90

研究者很难知道他们增加的碳水化合物摄入量有多少是由全谷物和蔬菜组成，有多少是由快碳水组成。研究者们不知道他们摄入了多少热量。没有这些信息，就很难衡量可快速吸收的碳水化合物对体重反弹有多大的影响。

但是，一项来自欧洲的、又被称为"日常饮食、肥胖症和基因"的研究，或被称为"第欧根尼"（Diogenes）项目的大规模研究，更加详细地考察了快碳水在体重反弹中的作用。"第欧根尼"项目跟踪了来自8个欧洲国家的大约800名成年人，他们要么超重，要么肥胖，体重指数在27到45之间。研究人员安排受试者参加了一个只是进食蛋白质奶昔和一些蔬菜、严格低热量的减重项目。8周后，绝大多数受试者减掉了至少8%的体重。

下面我们要说的是这些发现真正变得有趣的地方。在体重维持阶段，研究人员把参与者分成四组，每组代表蛋白质和碳水化合物的一种可能组合。于是就形成了以下的食物计划：高蛋白+低血糖生成指数饮食；高蛋白+高血糖生成指数饮食；低蛋白+低血糖生成指数饮食；以及低蛋白+高血糖生成指数的饮食或称"对照"组饮食。

所有四种饮食方式都有大约25%的热量来自脂肪。在一些地方，受试者前往实验中心，在那里，他们可以从多种食物中进行选择。在其他地方，研究人员告知受

91

试者有关饮食选择的信息后，他们自己采购和制备食物。虽然研究人员没有告知受试者要限制他们的热量摄入，但研究要求他们努力继续减重，或者至少保持已经减掉的重量。

那些在高蛋白+低血糖生成指数饮食组的受试者取得了最大的成功，他们维持了减肥效果，并最有可能减掉额外的重量；而在低蛋白+高血糖生成指数饮食组的受试者则最有可能出现体重反弹。同样重要的是，高蛋白+低血糖生成指数组的受试者最有可能完成这项研究，这表明他们在遵循体重维持计划时遇到的阻力最小。

同样重要的是，高蛋白+低血糖生成指数组的受试者最有可能完成这项研究，这表明他们在遵循体重维持计划时遇到的阻力最小。

另一项被称为"迪雷克特研究"（the Direct study）的项目，其受试者由一些"不那么自由"的人组成。受试者是以色列一家核电站的肥胖工人，中东一些地方的传统是在中午吃主餐。由于进出核电站比较难，他们在公司食堂吃饭；这让研究人员至少可以部分地控制他们的食物。

这项研究招募了大约300名参与者，持续跟踪达2年时间。与"第欧根尼"项目一样，研究人员将他们分成几组。这次分组是围绕三种饮食方案构建的：一组受试者吃超低热量+低脂肪的饮食，第二组受试者吃低热量的地中海式饮食，包括适量的脂肪（主要是海鲜和瘦肉、蔬菜、全谷物和橄榄油），第三组吃没有卡路里限制的低碳水饮食。

这项研究的结论与"第欧根尼"项目的结论非常接

近。那些受限只吃低热量+低脂肪食物的节食者的体重减轻得最少。那些低碳水饮食的节食者减重速度最快，并且在保持体重方面最成功；而地中海饮食的节食者花费了更长的时间减掉了体重，但他们最终赶上了低碳水饮食的那个组。

但后来发生了一些耐人寻味的事情。在成功减重后，低碳水饮食的节食者在进入维持阶段 6 个月后体重反弹了一些，这也是地中海饮食的节食者能够赶上他们的一个原因。到底出了什么问题呢？

最有可能的是，体重反弹的原因不是日常饮食，而是节食者的行为。低碳水饮食组的受试者没有卡路里限制，但研究人员要求他们将每天的碳水化合物摄入量控制在不超过总卡路里的 4%—6%。而 6 个月后，当研究人员让他们计算每日摄入量时，他们发现碳水化合物的摄入量实际上占到了惊人的 41%。由于受试者没有完全意识到这一点，实际上他们早就放弃了低碳水饮食，因此体重开始反弹了。

即使在经过研究人员的精心训练后，受试者还是严重地错算了自己的摄入量。没有限制他们的碳水化合物摄入量，导致他们不可阻挡地过度饮食。

当我们放开碳水化合物摄入量时，我们的体重便开始反弹。

从我的经验来看，这一情况当然是真实的。当我们放开碳水化合物摄入量时，我们的体重便开始反弹。到底是因为额外摄入的热量导致体内脂肪累积，还是碳水化合物影响了我们的食欲，这是一个有趣的学术问题，但实际意义却不大。坚持显著减少快碳水摄入的策略才是关键，这不仅适用于减重阶段，也适用于之后的保持减重效果阶段。

坚持显著减少快碳水摄入的策略才是关键，这不仅适用于减重阶段，也适用于之后的保持减重效果阶段。

# 22 保持减重效果要求我们长期少吃

我决定对低碳水饮食和其他各种饮食方式进行比较，包括传统的低脂肪饮食，对相关临床研究进行全面的检视。我对随意饮食特别感兴趣，随意饮食的受试者可以自由地选择自己的食物，而不必满足特定的摄入热量目标。我觉得，这是判断这些饮食方式在现实世界中效果的最佳方法。

在一项对已发表的临床研究进行的分析中，我发现了 74 项随机对照实验，并要求一位同事使用公认的科学标准评估它们的质量。只有 10 项实验最终达到了标准，但这足以证实我的假设。在大部分研究中，低碳水组比低脂肪组减掉了更多的体重，差异达到了统计学的显著水平。在任何研究中，低脂肪组的表现都没有优于低碳水组。

但体重反弹的问题总是伴随着低碳水组节食者。部分原因在于，在成功减肥 6 个月到 9 个月后，我们有可能放开摄入量，尽管我们实际上需要更少的卡路里来维持新的体重。这里有件显而易见但并不容易去做的事：我们不得不吃得更少一些。戒除快碳水的一个优点是，对许多人来说，当我们不吃快碳水食品时，我们更容易吃得少一些。

当我们不吃快碳水食品时，我们更容易吃得少一些。

迈克尔·罗森鲍姆博士是一位儿科医生，也是哥伦比亚大学的教授，他一辈子致力于研究体重反弹的问题。我问他为什么对这么多人来说，保持体重会如此地挣扎，他告诉我，随着我们体重的减轻，荷尔蒙和代谢的变化使我们的身体在调节能量方面更有效率。换言之，减重后只需更少的卡路里，就能满足我们的日常需求。罗森鲍姆博士解释道："一般而言，如果你减掉10%的体重，维持减重后身体所需的卡路里数量就会减少22%左右。"这个过程被称为"适应性生热作用"（adaptive thermogenesis）。

罗森鲍姆博士计算出，为了保持减轻了10%后的体重，一般人每天需要少吃350卡路里能量。他认为，我们的肌肉在减肥后变得更有效率：例如，走一英里，我们所需能量更少。他最近的研究表明，某些甲状腺激素的减少可能会影响到这一效果。但对那些限制碳水饮食的人来说，情况就不是这样了。哈佛大学的戴维·路德维希博士指出，限制碳水饮食的人比那些限制脂肪饮食的人多消耗300卡路里的热量。无论如何，热量需求的下降几乎确凿无疑地反映了内分泌和神经系统相互依存的变化。同时，我们新获的能量消耗率（就像有了一个更小的"火炉"）也会导致食欲增加，这成为维持减重效果的更大挑战。到底是因为我们的身体感觉到它们处于"饥饿"状态，还是因为我们大脑的奖励通路对食物诱惑的反应更灵敏了，这个问题还没有解决。

美国国家体重控制登记中心（The National Weight Control Registry）的研究跟踪了成千上万的人，他们都成功地在很长一段时间里保持了减重的效果。接受跟踪测试的人每人保持减重 65 磅左右的成果平均长达 6 年时间。罗森鲍姆博士仔细观察了这群成功的节食者，并证实了他的计算：在考虑到运动导致的热量消耗后，这个组确实比体重相同的对照组每天进食的热量少 350 卡路里。

长期减少热量摄入（少吃）对保持减重效果至关重要。虽然这似乎是一个显而易见的观点，但它把我们带回到了戒除尽可能多的加工淀粉这一当务之急。我们已经知道了吃快碳水是如何减少饱腹感，从而驱动我们吃得更多的，所以当我们戒食碳水化合物时，我们同时戒除了两种主要的体外热量来源——已被预先消化过的碳水化合物和食品工业在淀粉中添加的所有糖和脂肪。如果为避免进食加工面粉而戒食甜甜圈，那么你同时也会因避开了甜甜圈中的糖和脂肪而受益。

# 23 养成新的习惯可以降低快碳水的吸引力

我们都会有那么一些时刻，就想靠食物来调节心情，而不去考虑食物的营养价值。狂欢时我们把食物当兴奋剂，紧张时也想吃点什么，熬夜时要来点零食。过量饮食和药物滥用之间有着惊人的相似之处，这毫无疑问是因为我们对食物和食物诱惑的反应所涉及的神经通路，同那些与药物成瘾有关的神经通路是重叠的。当这些反应机制固定下来后，对于许多人来说，进食让我们充满了后悔和自责。

一些专家认为，控制食欲和饱腹感的通路甚至比导致成瘾的奖励途径更为复杂。剑桥大学教授、研究员斯蒂芬·奥拉伊利博士观察到，"食欲的神经生物学不断将我们带回大脑中更为原始的中心"；他认为，从进化的角度来说，食欲根植于我们大脑中最古老的部位。"从根本上说，进食通路的终端位于大脑深处，这与蜥蜴的构造类似。"食物，就像性一样，是最早的奖励驱

> 狂欢时我们把食物当兴奋剂，紧张时也想吃点什么，熬夜时要来点零食。

动因素之一，它引导着我们的注意力，让我们在诱惑面前产生欲望。

为了应对食物对我们的控制，最好的方式之一是找到一些办法，减少持续控制饮食对我们的心理造成的消耗，尤其是当食物诱惑刺激我们时。

我相信，至少在智力层面上，我们大多数人都明白我们应该吃什么。但是，仅仅明白是不够的。为了让改变切实有效，我们必须真正想要改变——这发生在情感层面。只有当我们认识到快碳水不仅仅是有害的，而且是我们确实不想放进身体里的东西时，我们才能养成可持续的新习惯。

还有其他方法可以养成更好的习惯。心理学家建议使用启发式方法——解决一个问题，需采纳并遵循某种引导人在面对诱惑时快速自动地作出反应的规则。这些规则减少了可能反应的数量，增加了你达成目标的可能性。

在减轻体重的过程中，任何能让我们限制快碳水摄入——从而限制进食能量的数量——的规则都是有用的。我们的目标是，时间一长，这条规则在你的决策过程中根深蒂固，你甚至压根想都不用去想——"当我坐进一家餐馆时，我会立刻告诉服务员不要给我上面包。"形成这种本能反应式的规则，可以防止做出任何模糊或有压力的决策。我们通过减少对干扰和诱惑的关注，最终达到忘记它们的目的。持续一段时间后，这样的规则

99

就变成了习惯。我们不再有焦虑，可以学会坐下来吃饭，而不用受我们的神经通路牵引，做出与更大的目标不一致的冲动决定。

这些并不是建议你遵从一种无趣而严厉的饮食方式。你不必每次都对面包篮说不，也不必每次都避开炸薯条。但是，你吃它们的频率越少，你就会发现自己对它们的渴望越少。同时，你需要一套合乎情理的规则和做法，以尽可能避免接触到快碳水，同时允许偶尔又严格控制的放纵。最后，食物对我们仍然有诱惑，并引发情感反应——如果有人声称从来没有体验过想吃快碳水的欲望，我是不相信的。但我从个人经验中知道，为长期的成功做好准备是有可能的。

你不必每次都对面包篮说不，也不必每次都避开炸薯条。但是，你吃它们的频率越少，你就会发现自己对它们的渴望越少。

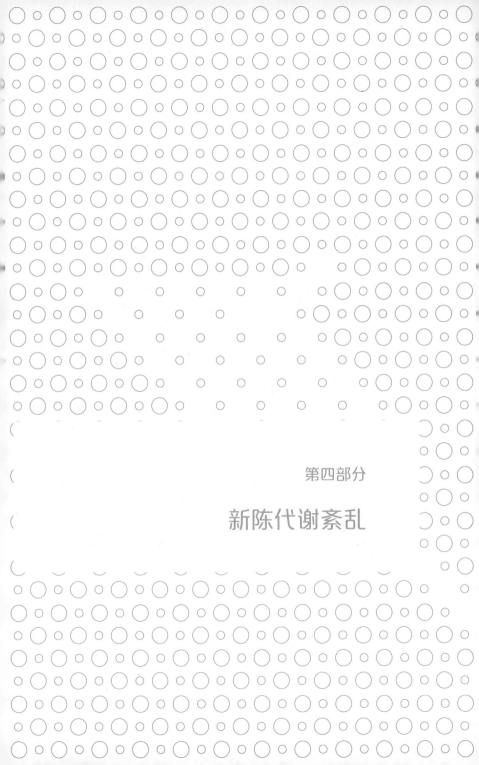

第四部分

新陈代谢紊乱

# 24

## 建议：为避免代谢系统受损，要永久减少或戒除快碳水

既然我们现在已经对快碳水对体重的影响有了更加深入的理解，那就要考虑一下快碳水对新陈代谢的长期影响了。

虽然科学文献已经充分证明了过度加工的碳水化合物会分解成可吸收的葡萄糖和其他糖类，但对于无情的葡萄糖分子对我们新陈代谢的长期影响，我们知道得并不充分。如果我们的身体一直淹没在葡萄糖中，会发生什么呢？

下面是一些基本知识：与脂肪和蛋白质一样，糖和淀粉都为细胞和器官的运转提供能量。糖和淀粉不仅会提供热量，还会在人体内引发一系列的反应。我们看到，当人体把糖和淀粉分解成葡萄糖后，会刺激胰岛素和其他激素的释放。胰岛素可以控制血糖水平，在一定程度上它是通过将葡萄糖移动到某些细胞中使之以脂肪形式储存起来而实现的。胰岛素还影响身体如何利用这

些脂肪，并为大脑提供关键信号来影响能量和食欲。

当胰岛素无法刺激细胞产生适当的反应时，就会出现胰岛素抵抗。最初，我们的身体通过制造更多的胰岛素来应对葡萄糖的波动，但到最后，有些人的胰腺损伤后就彻底不再产生胰岛素了。这就是我们必须了解快碳水所触发的胰岛素反应的原因。

过量葡萄糖引发复杂而强烈的影响应该不足为奇。对所有的生命体而言，除了氧气和水，没有别的分子像葡萄糖那么重要。即使是最原始的生物体，对葡萄糖也存在感应功能。最近的证据表明，胰岛素水平的提高会影响大脑中的多巴胺活动，这会作用于大脑的奖励通路，从而影响到我们与食物相关的行为。实际上，胰岛素抵抗会导致肠道和大脑调节食欲的机能出现紊乱。

大卫·路德维希博士指出，每克快碳水产生的每卡路里的热量比我们吃的其他任何食物都能产生更多的胰岛素。"我们知道，加工淀粉食品——白面包、白米饭、预制早餐谷物食品、曲奇、薄饼干、薯片、含糖饮料、淀粉类食品以及添加了糖的——往往能迅速提高血糖和胰岛素水平。"他补充道，"然而，我们的曾祖父辈们过去吃的一些未加工过的谷物——钢切燕麦而不是速溶燕麦、藜麦，以及一些较为原始的谷物——它们对血糖水平的影响较低，甚至低于大多数水果、非淀粉类蔬菜和豆类。"

路德维希博士强调，食用加工碳水化合物导致的葡萄糖大量分泌，可能会给代谢健康造成很大损害。"葡萄糖如同海啸（而非温和的潮水）一般，来回冲击着你的身体。"他指出，这对身体造成了损害——一餐又一餐，日复一日……胰岛素淹没着脂肪细胞。这是 2 型糖尿病、心血管疾病、癌症和神经退行性疾病得以发生的温床。

有些研究将日常饮食与代谢压力关联起来。研究人员玛丽·甘农和弗兰克·纳托尔两位博士在明尼苏达大学做了开创性的工作。在一项由他们进行的研究中，他们把患有轻度但未经治疗的 2 型糖尿病的受试者分为两组，一组遵循高蛋白+低碳水饮食，另一控制组遵循高碳水饮食。宏量营养素的比例在两组受试者中几乎是互为镜像的：高蛋白+低碳水饮食组的饮食包括 20% 的碳水化合物、30% 的蛋白质和 50% 的脂肪，而高碳水饮食组的饮食包括 55% 的碳水化合物、15% 的蛋白质和 30% 的脂肪。

这两种饮食方式都不是为帮助受试者减重而设计的，尽管那些低碳水饮食的人普遍都减掉了几磅。研究人员很感兴趣的是这两种不同的膳食计划对血糖水平的影响。两组结果明显不同：高蛋白+低碳水饮食组受试者的血糖水平显著下降，而高碳水饮食组受试者的则没有变化。此外，在高蛋白+低碳水饮食组中，受试者的血糖水平一整天都没有出现大的波动。

接下来你将看到来自该研究的两张图。它们跟踪了受试者 24 小时内的血糖水平。图 A 反映了高碳水饮食

两组结果明显不同：高蛋白+低碳水饮食组受试者的血糖水平显著下降，而高碳水饮食组受试者的则没有变化。

组受试者的数据，图 B 显示了高蛋白+低碳水饮食组受试者的数据。在这四张图中，虚线表示研究开始时他们的血糖水平，实线显示的是 5 周后的水平。

在研究期间，高碳水组受试者的血糖水平基本没有显著变化，但他们的血糖在白天确实会波动三次，大概出现在饭后。在低碳水组，我们看到了低碳水饮食前后受试者血糖水平的显著差异。"前测"数据显示，血糖波动与控制组中的波动相同。但 5 周过后，低碳水组受试者的平均血糖水平全天都比较低，只是偶尔出现轻微的增高。

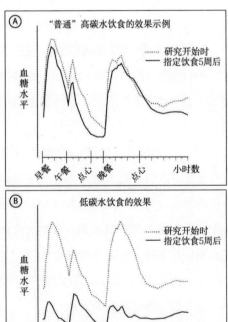

接下来的两张图测量了受试者血液中胰岛素的水平。高碳水组的受试者在 5 周前后没有差别，如图 A 所示。但在图 B 中，我们清楚地看到，在低碳水饮食 5 周后，受试者的胰岛素水平没有达到以前的峰值。平均而言，他们的胰岛素分泌量下降了 25%。

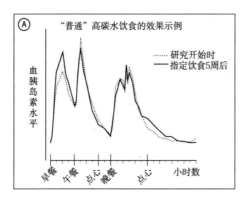

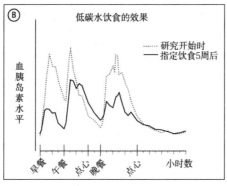

这些图表确凿无疑地证实了减少碳水化合物的摄入

建议：为避免代谢系统受损，要永久减少或戒除快碳水

可以同时降低血糖和胰岛素水平。甘农博士指出，证据表明，如果膳食中含有甘农和纳托尔两位博士称为LoBAG（低生物利用率的葡萄糖）的食物，就有可能在短时间内重置人体的代谢机制。甘农博士认识到，他们的研究结果不单对 2 型糖尿病患者来说是重要的。他指出："随着年龄的增长，人体的新陈代谢会发生变化。为了过上最健康的生活，我们必须尝试调整一些生活方式。控制血糖最简单的措施之一就是减少淀粉和糖的摄入。"

　　一些研究表明，减少碳水化合物摄入当然有助于使血糖和胰岛素水平变得平缓，而进食碳水化合物的质量——来自未加工食品还是高度加工的食品——也和进食量一样，会对健康产生很大的影响。

　　在一项名为"阿莱莎"（AlEssa）项目的大规模研究中，研究人员借助 7 万多名美国女性受试者研究了日常饮食与 2 型糖尿病之间的关系。具体来说，他们想调查女性吃的碳水化合物的质量，而不仅仅是数量。他们通过研究淀粉对纤维的比例来评估碳水化合物的质量。淀粉对纤维的比值低，就如同在很多蔬菜中看到的那样，一般就是高质量碳水的标志（也就是我们称为"慢碳水"的消化缓慢的食物）。

　　阿莱莎项目的研究依据是著名的"护士健康研究"（Nurses' Health Study），后者调查了来自 11 个州的超过 12 万名女护士。从 1976 年开始的数十年里，他们对这些妇女进行持续的追踪调查。每四年，被调查者都会填写关于她们日常饮食的详细问卷：她们吃什么，多久吃一次，吃多少，等等。研究人员通过检视这一系列宝贵的营养数据，期望探究淀粉纤维比是否与健康状况有关。

这项研究考虑了包括不同类型的纤维在内的许多变量；但最终，研究结果是一致的。与糖尿病相关的不是总碳水化合物摄入量，而是快速吸收碳水化合物与纤维的高比值。日常饮食中吃经过高度精制和加工谷物的妇女，比不吃这些食品的妇女，患 2 型糖尿病的可能性要高得多。

对男性相关数据的分析也得出了类似的结论。由哈佛大学公共卫生学院的希尔帕·布佩西雷朱牵头的研究，专注于高血糖生成指数和高血糖负荷食物的影响。血糖生成指数测量那些碳水化合物分解成葡萄糖的速度，血糖负荷则是食物中碳水化合物总量。高度加工的碳水化合物同时具有高血糖生成指数和高血糖负荷。

与阿莱莎项目的研究一样，布佩西雷朱小组发现，那些日常饮食中含有高血糖生成指数和高血糖负荷食物的受试者，以及那些日常饮食中纤维含量低的受试者，患 2 型糖尿病的风险更高。在某些情况下，这种风险会增加 50% 以上。

在地球的另一边，对超过 64 000 名中国女性的研究发现，高度加工碳水化合物与糖尿病之间存在类似的关系。范德比尔特大学医学中心的拉克尔·维莱加斯博士

与糖尿病相关的不是总碳水化合物摄入量，而是快速吸收碳水化合物与纤维的高比值。

建议：为避免代谢系统受损，要永久减少或戒除快碳水

领导了这项研究。与"护士健康研究"一样，研究人员会问询被追踪调查的中国女性她们的健康状况和饮食习惯。研究人员从不同的角度检视她们的日常饮食，包括碳水化合物-蛋白质-脂肪比、血糖生成指数和血糖负荷。

研究人员再次发现，食用高血糖生成指数和高血糖负荷食物的女性患糖尿病的可能性显著增加。那些肥胖的人面临的风险更大。有日常饮食和体重两种风险因素的人患这种疾病的风险增加了43%。

其他的研究也得出了类似的结论：肥胖症和高度加工的碳水化合物的组合导致我们罹患糖尿病。一项由日本金泽医科大学研究人员樱井胜（Masaru Sakurai）领导的针对日本工厂工人的研究发现，当肥胖男性每餐的碳水化合物超过65%时，他们患糖尿病的概率大大增加。有趣的是，在这项研究中，高碳水饮食似乎并没有导致那些尚未肥胖的男性患糖尿病。值得注意的是，这些研究在设计上是观察性的，是有局限性的。

尽管如此，这些研究还是让我想到了一个问题，即一部分人是否特别容易患上肥胖症和糖尿病。我们可能最终会证实这一点，甚至可能了解（易患病人群和非易患病人群）这两个群体的区别。但根据现在所知的，我们可以得出的最稳妥的结论是，吃太多快碳水的人，其患重大代谢疾病的风险也会随之增加。

肥胖症和高度加工的碳水化合物的组合导致我们罹患糖尿病。

112

吃太多快碳水的人，其患重大代谢疾病的风险也会随之增加。

# 25 食用快碳水可能导致代谢综合征

30 年前，美国内分泌学家杰拉德·雷文博士提出了"代谢综合征"的概念，以此来描述一系列表明人体新陈代谢失灵的症状。代谢综合征可能是 2 型糖尿病、心血管疾病，甚至癌症的预兆。随着年龄的增长，我们患代谢综合征的风险会增加。

雷文假设，胰岛素抵抗是导致代谢综合征的潜在因素。随胰岛素抵抗而出现的是腹型肥胖症、血糖升高、血压升高和甘油三酯（一种血脂类型）增加。这些不受欢迎的症状都与肝脏周围脂肪的累积有关。

升高的胰岛素和血糖水平会刺激肝脏脂肪的产生，这就会促进过多能量的重新投放。这为脂肪肝疾病的发展埋下了隐患。

另外两项研究也证实了日常饮食在代谢综合征进展过程中的作用。其中一项研究中，科学家在 2007 年至 2014 年每年对韩国人口进行调查，收集数据；然后分析了38 000多名成年人的调查结果。与其他研究一样，他们必须控制许多变量，包括年龄、性别及运动锻炼等生活方式因素。研究人员得出结论，与低碳水饮食的同龄人相比，高碳水饮食的女性患代谢综合征的风险更大。有趣的是，增加脂肪摄入量会降低代谢综合征的风险。

在印度钦奈进行的另一项研究中，科学家专门研究了精制谷物（在该研究中指的是经过加工的大米或精米）的影响。他们也发现，代谢综合征的发病率与进食这些加工碳水有关。普遍而言，食用精制大米比例最高的受试者出现代谢综合征的风险比其他人高出了7倍。

还有其他令人信服的证据表明，淀粉是代谢失调的关键。证据来自一种叫阿卡波糖（acarbose）的药物，它能抑制胃肠道中淀粉的分解和吸收。在随机对照临床试验中，参与者服用阿卡波糖的同时进食传统的西方（非低碳水）饮食，他们患糖尿病、心血管疾病和高血压的风险分别降低了25%、49%和34%。一项已发表的研究在分析了所有涉及阿卡波糖的相关临床试验后，证实了这些发现。虽然我认为这项研究在论证阻滞淀粉吸收与预防2型糖尿病方面提供了非常有用的见解，但我并不建议将服用药物作为替代健康饮食的捷径。我们不应将阿卡波糖视为可以允许我们继续食用快碳水的一种保护性措施或捷径。

还有更多关于快碳水的影响的证据，从英格兰朝我们源源涌来；这项研究对一组男性用两种不同类型的饮食方式进行了测试：一种类型的饮食是进食具有高血糖生成指数的食物，另一种类型的饮食是进食具有低血糖生成指数的食物。受试者以某种饮食方式持续一周后，暂停一个月，然后再采用另外一种饮食方式。研究人员测试了受试者的血糖和胰岛素水平所受到的影响，以及肝脏周围的脂肪迹象，在高血糖生成指数饮食仅仅一周后，肝脂肪的测量值升高，而低血糖生成指数饮食一周后，这些指标就有所下降。

世界级内分泌学家杰拉德·舒尔曼教授和我在耶鲁大学的同事指出，摄入多余的碳水化合物可使肝脏脂肪含量增加40%，并导致新的脂肪合成量翻倍。肝脏脂肪使血脂和脂肪酸增加，从而增加患心脏病的风险。肝脏脂肪酸的分泌也会导致肌肉和脂肪细胞中脂肪储存的增加，最终导致脂肪肝、体重增加、胰岛素抵抗恶化和糖尿病。在这里，因果关系的图谱变得复杂，粗箭头同时指向了两个方向。脂肪肝在血液中产生两种类型的脂质分子——甘油三酯和低密度脂蛋白——两种都会导致心脏病。有些人认为脂肪肝的出现要先于出现糖尿病和代谢综合征。

116

正常老化也会导致肝脏脂肪的累积。细胞中负责产生能量和燃烧脂肪的部分被称为线粒体。随着年龄的增长，我们的线粒体会退化。当我们到了70多岁，我们的肌肉线粒体功能比20多岁时的巅峰状态降低了35%。舒尔曼指出，线粒体功能的这种自然衰减容易导致我们肌肉中脂肪含量的增加，同时，患胰岛素抵抗和糖尿病的风险也会增加。

好消息是，锻炼可以抵抗线粒体的逐渐退化。事实上，这就是为什么运动不仅对于预防肥胖症而言是重要的，对于预防代谢疾病而言也是重要的。舒尔曼教授已经指出，在胰岛素抵抗患者体内，碳水化合物会作为脂肪储存起来，而即使是一次剧烈运动，就可以有效改善这一不正常的过程。足量的运动对代谢健康至关重要。事实上，已有研究表明，耐力运动员似乎是免受胰岛素抵抗侵扰的，因为他们的线粒体"功能强劲"。运动是提高胰岛素敏感性并使我们保持代谢健康的关键手段。

**运动是提高胰岛素敏感性并使我们保持代谢健康的关键手段。**

# 26

## 快碳水干扰脂肪代谢

加工碳水与脂肪结合时，问题就更严重了。通常而言，进食脂肪会启动一个主要的分子开关（PCG-1 alpha），这样可以提高你燃烧脂肪的能力。但是吃富含葡萄糖的食物会抑制这种反应，切断许多将这些分子转化为能量的氧化路径，并限制你的脂肪消耗能力。

圣路易斯华盛顿大学的布雷恩·德博施博士研究过这些细胞机制，他可以飞快地说出一长串原因，来解释为什么过量的葡萄糖会干扰减重。这其中最主要的原因是，葡萄糖会激发一种蛋白质开关，该开关能阻碍脂肪消耗的路径。葡萄糖的刺激导致胰岛素水平持续高企，这也会让身体持续处于储存脂肪的状态，并干扰我们感到饱腹的能力。

当我问及脂肪和碳水化合物的结合机制时，密苏里大学研究脂肪代谢的教授伊丽莎白·帕克斯博士解释得更简单："如果你早上第一件事是吃一块黄油，你就会消耗脂肪。如果你吃一块黄油和一颗软心豆粒糖（其中

> 如果你早上第一件事是吃一块黄油，你就会消耗脂肪。如果你吃一块黄油和一颗软心豆粒糖，你就会储存脂肪。

有蔗糖和果糖），你就会储存脂肪。一旦糖被清空并被转化成脂肪，它就会向肝脏传递一个信息，'将所有到你这儿的脂肪都储存起来。我们吃饱了'。"

此外，帕克斯和我还讨论了脂肪是如何放大了加工碳水的奖励效应的。

虽然我只在吃碳水化合物时会过量进食，但脂肪并不导致相同的过量饮食行为。就其本身来说，脂肪不会提升胰岛素水平，也不会干扰我们的食欲调节系统。路德维希博士指出，"没有人狂喝橄榄油。没有人狂吃鳄梨。事实上，没有人会狂吃黄油"。但是，当脂肪与碳水化合物结合时，过量摄入就变得非常容易发生了。我们大多数人不是用叉子直接吃黄油，而是用刀子把它抹在一块面包上；在我们还没意识到的时候，我们就已经吃掉半条面包和一块黄油了。

人们对精制碳水导致代谢疾病和体重增加的生理机制持有不同的观点。

路德维希博士认为，限制碳水化合物会提高能量的消耗——我们燃烧更多的卡路里——并因此减掉更多的体重。他的研究提供了详细的证据，证明我们可以通过低碳水饮食消耗更多的能量。

相反，美国国家卫生研究院的凯文·霍尔博士认为，这种限制碳水化合物的饮食方式可能会导致更少的能量摄入。简单地说就是，我们通过降低适口性、减少食欲或增加饱腹感来减少食量。霍尔博士不同意路德维

119

希博士对能量消耗的测量。他指出，研究表明，不同的饮食在能量消耗量方面几乎没有差别。一些相同的研究得出的结果似乎更支持低脂肪饮食。

虽然代谢综合征背后的机制尚未确定，但路德维希和霍尔相一致的观点则意义重大：限制碳水化合物的饮食方式可以降低血液中胰岛素水平的增幅（即血胰岛素增多）。霍尔在一次谈话中证实了这一点，并补充道，"当你这样做时，其实引发了一系列的事情"。他描述了储存在脂肪组织中的甘油三酯中的脂肪分解（脂解）的增加。虽然我们并不清楚酮的增加本身是否有益，但肝脏消耗体内存储的脂肪而产生的酮类物质也会增加。甘油和游离脂肪酸也会增加；它们是脂肪分子的一部分，要么来自我们的日常饮食，要么由我们的身体产生，随后在血液中循环。所有这些都意味着更多的脂肪从细胞中释放，并作为能量被消耗掉。

来自亚拉巴马大学伯明翰分校的另一位研究员珍妮·泰伊博士已经进行了多次临床试验，她的研究证明，限制碳水化合物以及增加不饱和脂肪的摄入量是有益的。她的研究表明，即便没有减轻体重，这些做法也可以改善血糖控制和心血管风险标示物。

尽管博学的专家之间存在一些意见分歧，一些重要的知识缺口尚未得到填补，但一系列关键研究正导向类似的结论：高度加工的食品之所以有问题，不是因为我们自身存在一些弱点，而是因为食品本身的设计和性质。

高度加工的食品之所以有问题，不是因为我们自身存在一些弱点，而是因为食品本身的设计和性质。

快碳水干扰脂肪代谢

# 27

## 快碳水、肥胖症和糖尿病的恶性循环

　　如今，我们对肥胖症和糖尿病的一些致病根源有了更多的了解。

　　人们问我的最难的问题是，为什么有些人挣扎着保持健康的体重，而另一些人却不用。在 2019 年末于韩国釜山举行的国际糖尿病联盟大会上，流行病学和儿科教授达娜·达比雷亚博士在演讲中给出了一个可能的答案。在关于预防 2 型糖尿病的讨论中，她提供数据说明，胎儿暴露在糖尿病环境中是导致孩子在青年时期发展为 2 型糖尿病的最大风险因素。

　　作为儿科医生，我受的训练是思考疾病的发展起源，特别是胎儿所接触的环境是如何导致其在未来生活

中患病的。数十年来，流行病学家提出，如果母亲孕期营养不足，孩子在出生后摄入过多食物的话就会导致代谢疾病。

　　和我不同，达比雷亚博士研究的是营养过剩，他的

研究表明，如果母亲孕期营养过剩，就有可能增加胎儿一生中患肥胖症和糖尿病的风险。母亲怀孕前的体重越重，以及怀孕期间体重增加得越多，则孩子在儿童期的体重就越重。

营养过剩不仅在胎儿发育期间很重要，而且在青春期等关键生命时期也很重要。在这样的外部条件下，身体会进入胰岛素抵抗期。合乎逻辑但又不幸的结果是，这可能引发肥胖症和糖尿病的恶性循环：母亲的肥胖症和糖尿病导致胎儿营养过剩，从而导致其未来的青春期肥胖症和青年早期发病的 2 型糖尿病、成年后的肥胖症，以及女性本身的孕期肥胖症和糖尿病。

我问达比雷亚博士，营养过剩如何导致后续年岁的这些结果。她指出："营养过剩的原因是母体提供给胎儿的能量过多。我们的数据表明，这其中最重要的似乎是葡萄糖。包括脂肪酸在内的其他任何能量都无法通过胎盘并导致营养过剩，从而产生像葡萄糖一样的影响。"

如果说在这些敏感时期接触过量的葡萄糖会导致我们的身体毕生都在挣扎，那么我们就有了一个保护下一代的机会。我们必须坚持质疑食物供应的质量，而不是归咎于母亲。妇女在怀孕前和怀孕期间必须获得健康的天然食物，避免过量的快碳水和加工食品，享受良好的孕产妇保健（不要忘记补充叶酸以避免神经管畸形的风险），以及确保对儿童和青少年进行干预。这些都是防止代际遗传的肥胖症和 2 型糖尿病最有希望的策略。

如果母亲孕期营养过剩，就有可能增加胎儿一生中患肥胖症和糖尿病的风险。

123

随着我们进一步深入科学前沿，专家之间的争论变得更加激烈。快速吸收的快碳水与肥胖症和代谢紊乱（包括糖尿病）之间究竟是什么关系？但凡是负责任的科学家都会意识到，肥胖症和代谢紊乱这些疾病类型出现在了相同的个体中，但研究人员仍然难以理解何者为因、何者为果。与临床医学中的许多问题一样，这个问题类似于典型的"鸡和蛋的悖论"。血糖和胰岛素长期处于高水平会导致疾病吗？还是肥胖症本身导致了疾病？我们的代谢途径的复杂性使我们难以寻找到答案。

通常，专家认为日常饮食导致肥胖症，进而导致胰岛素抵抗，然后导致高胰岛素血症和胰腺 β 细胞受损，这是导致 2 型糖尿病的关键。但英属哥伦比亚大学的詹姆斯·约翰逊教授认为，这并不是唯一可能的模式。他假设的是，日常饮食可能导致高胰岛素血症，然后，高胰岛素血症会导致肥胖症，而不是相反的路径。事实上，他已经证实，预防高胰岛素血症也可以防止肥胖症。

日常饮食的影响也可能取决于其他生理特点。著名糖尿病学家拉尔夫·德夫伦佐博士指出，"我不相信高碳水饮食在体重没有增加的情况下会导致糖尿病。但是，高碳水饮食是糖尿病患者控制血糖的灾难。这些患者的问题是不能分泌足够的胰岛素，包括分泌得不够快。如果你开始给他们吃大量的碳水化合物，你会提高他们的血糖水平，并加重高血糖症"。

在这一点上，大家达成了共识。如果一个人患有糖尿病，高碳水饮食显然是有害的。但是，这并没有告诉我们，在体重的影响之外，葡萄糖是否会损害一个本来健康的人的新陈代谢。德夫伦佐博士承认，"这个问题的答案还不得而知"，但一项不断积累的科学研究表明，可能真会如此。德夫伦佐描述了一些为验证这个问题所做的尝试，这些尝试将大量葡萄糖直接注入研究对象的血液里。研究人员发现，给人体静脉注射葡萄糖超过72小时，会暂时降低胰岛素在肝脏中的有效性（胰岛素抵抗），而且似乎有理由假设，随着时间的推移，食用葡萄糖含量高的食物会产生类似的结果。

经过三天的静脉注射葡萄糖，受试者并未出现 β 细胞功能受损的任何迹象，而这种受损是晚期 2 型糖尿病的标志。但是，德夫伦佐博士认为，这种受损的出现只是时间问题。如果血糖水平在很长一段时间内（一两个星期）维持高位，他预测 β 细胞功能将开始下降。

当我努力想了解我们对肥胖症、糖尿病和代谢紊乱之间难以捉摸的机制到底知道多少时，《印度内分泌学和代谢学杂志》（*India Journal of Endocrinalogy and Metabolism*）的一封信引起了我的注意。信中写道："肥胖症有两种描述其因果关系的模型。"一种模型是由日常饮食中过量的脂肪导致的，另一种是由高度加工的碳水化合物导致的。该信的作者是基督教医学院的索米·桑卡兰·普拉卡什博士，他和我一样着迷于这一问题——代谢疾

125

一种模型是由日常饮食中过量的脂肪导致的，另一种是由高度加工的碳水化合物导致的。

病的导火索是高胰岛素血症还是肥胖症？

他的研究中有句话特别吸引我："我们应当牢记，虽然它的起源和成因可能在不同的人类族群间有所不同，但一旦失衡，恶性循环将会蔓延至所有族群。"

我打电话给普拉卡什博士，请他更多地解释这个恶性循环有关的情况。以下是他在我们通完电话后发给我的：

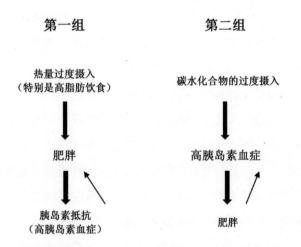

第一组　　　　　　　　第二组

热量过度摄入
（特别是高脂肪饮食）　　　碳水化合物的过度摄入

肥胖　　　　　　　　高胰岛素血症

胰岛素抵抗
（高胰岛素血症）　　　　　肥胖

126　　对绝大多数人来说，交互作用的顺序实际上并不太重要。无论是过量的葡萄糖直接导致胰岛素抵抗，进而导致肥胖症，还是过量的葡萄糖和脂肪导致肥胖症，进而导致胰岛素抵抗，抑或是否涉及其他更复杂的相互作用类型——解决方案仍然是减少快碳水和与之相关的热量摄入。

所有这些研究都是复杂的，会理所当然地在科学界引起激烈的争论，对此媒体已有所报道。而我想知道，这场辩论是否最终掩盖了显而易见的问题：快碳水、肥胖症和胰岛素抵抗很容易坑害我们，并引发糟糕的健康后果。

快碳水、肥胖症和胰岛素抵抗很容易坑害我们，并引发糟糕的健康后果。

# 28

## 我们有能力逆转代谢疾病

少吃加工碳水
化合物，使你
不仅可以保持
代谢系统的健
康，而且即便
你已经遭受了
高碳水饮食的
不良影响，或
许也可以恢复
到更健康的水
平。

少吃加工碳水化合物，使你不仅可以保持代谢系统的健康，而且即便你已经遭受了高碳水饮食的不良影响，或许也可以恢复到更健康的水平。至少在部分人群当中，高胰岛素血症和胰岛素抵抗是可逆的。如果你减少日常饮食中的快碳水，你可以提高胰岛素敏感性。这种变化可以提高大脑感应饱腹感信号的能力，并使你最终能更好地控制过量饮食。

路德维希博士研究了通过减少加工碳水的摄入来降低血液中胰岛素水平的临床效果，发现降低胰岛素水平本身对代谢是有益的。他断言，相比之下，"当脂肪细胞被迫储存过多的热量时，会挤占食物和血液供应的热量。它们会变得坏死并发炎。免疫细胞开始释放出各种有毒的白细胞介素（分子信号），将慢性炎症扩散到全身"。炎症会广泛地影响包括心脏和血管在内的器官和组织。

路德维希博士指出，当你用低碳水饮食降低胰岛素水平时，反而可以促使脂肪细胞排出一些多余的热量，

这本身就减少了炎症。路德维希博士解释道，"患有 2
型糖尿病和长期有高胰岛素需求的人在 3—5 天内就表
现出明显的缓解"。

路德维希呼吁道："5 天！"能这么快地显示出如此
强大的临床效果，这真是一个激动人心的速度。

情况是这样的：当我们停止摄入葡萄糖，即便只是
暂时的，我们的整个代谢状况也会发生改变。减少日常
饮食中的淀粉和糖后，游离脂肪酸成为人体的能量来
源。事实上，在空腹状态下，这些脂肪酸是人体的主要
能量来源。路德维希博士解释道："来自肝脏的葡萄糖
几乎完全由大脑使用。肾脏也消耗了其中一点点，红细
胞则消耗了另外一小部分。其他所有的供能都由游离脂
肪酸提供。"这些游离脂肪酸不是问题的根源——事实
上，路德维希称它们为"我们最好的朋友"。

他解释道，葡萄糖是"一种棘手的能量物质"。消
耗葡萄糖是低效的：它涉及多个生化步骤，并会产生大
量的氧化压力；这会产生更多能损害细胞和组织的自由
基分子。另一方面，脂肪是"一种非常有效的能量物
质，在氧化磷酸化后只经一步"便可以转化为能量。

千万不要以为高胰岛素血症和过量的葡萄糖只影响
2 型糖尿病患者。在美国，有数千万人属于糖尿病前期
或胰岛素抵抗。对这些人来说，他们的生理指标，比如
血糖水平，可能最终会预测出他们的状况是否会发展为
糖尿病。此外，许多人即使不属于糖尿病前期，也经受

当我们停止摄
入葡萄糖，即
便只是暂时的，
我们的整个代
谢状况也会发
生改变。

129

着超重带来的代谢后果，并伴有高胰岛素血症。大约 70% 的糖尿病前期患者会发展为糖尿病。

治疗肥胖症和代谢紊乱的医生开始在临床实践中使用这些数据。弗吉尼亚州里士满的内分泌学家杰弗里·西卡特博士在回顾了最近有关日常饮食和血糖控制的研究数据后，讲述了自己实践中的转变。这项研究显示，当患者从低脂肪饮食转向将碳水化合物限制在每天 150 克左右的饮食时，血糖水平在 5 周内就有所改善。（请注意，这远没有生酮饮食中建议的 30 克到 50 克那么低。）他的许多病人过去每天吃 600 克到 700 克碳水化合物；将这个数字减至 150 克后可显著逆转糖尿病风险。结论很清楚：减少你摄入加工碳水的量——即便只是适度的——就可以产生显著的效果。

减少你摄入加工碳水的量——即便只是适度的——就可以产生显著的效果。

# 29

# 改善代谢健康，以保持认知功能、降低某些癌症风险和提高男性性功能

130

到目前为止，如果我分享的证据还没有说服你减少或戒除日常饮食中的快碳水，那么，让我提供一些最后的理由。因为，几乎没有身体系统能免于受到代谢过量脂肪的影响，而快碳水会导致我们身体内的脂肪迅速增加，因此，减少快碳水的摄入有益于多方面的健康。尤其是新兴的科学研究表明，改善代谢健康可以改善认知功能，降低罹患癌症的风险，以及提高男性的性功能。

代谢功能障碍使我们患阿尔茨海默症的风险增加了50%到100%。已经确定的是，2型糖尿病与大脑健康退化之间存在密切联系，当其与有遗传倾向的家族病史相结合时，患病风险急剧增加。

虽然这种关联的原因仍然是个谜，但一些研究痴呆症原因的前沿科学家，已经识别出许多条路径表明其与代谢疾病相关。最有可能的联系是过量脂肪导致的低度

改善代谢健康可以改善认知功能，降低罹患癌症的风险，以及提高男性的性功能。

131

全身炎症。不久前，医学界认为体内的脂肪沉积是比较迟缓的，并认为它们不会产生太多的生物活性。但如今我们知道，"生病的脂肪"会导致破坏性的炎症的发生。

一些科学家已经指出，炎症的增加以及血液流动的变化都可能导致痴呆症。还有一些科学家则认为，肠道微生物群系的炎症效应可能触发人体的免疫细胞穿过血脑屏障，并造成大脑中的炎症，从而导致阿尔茨海默症的发展。随着我们继续探索这一研究前沿，我们真正知道的是：不健康的腰围与细胞老化相结合会损害分子，并形成细胞残骸和炎症，这会堵塞我们的神经网络。

还有越来越多的证据表明，一些癌症的发病根源是代谢问题。血糖和胰岛素水平的升高会提高胰岛素样生长因子-1（insulin growth factor，IGF-1）的水平：这是一个关键的生长因子，它由肝脏产生，会促进肿瘤细胞的生长。这就是人们认为肥胖症是绝经后乳腺癌、前列腺癌、子宫内膜癌和结直肠癌的风险因素的原因之一。

DNA 突变导致细胞不受控地生长，这是癌症所具有的特征。这样的生长是因为癌细胞具有持续分裂的能力，能在人体环境中生存，并克服任何限制其生长的障碍。由营养过剩触发的胰岛素信号通路，通过激活帮助细胞生长和增殖的基因来支持这一过程。这种影响的一个明显例子是，那些患有早期乳腺癌的女性，无论其体重如何，如果她们具有较高的空腹血糖水平，那么她们的癌症复发和死亡的风险将翻倍或增加 2 倍。

132

男性性功能也受到代谢失调的影响。在 21 世纪早期，几家大型制药公司发起了广泛的宣传活动以推销睾酮，用于治疗四五十岁男性乏力和性功能低下的症状。这些公司试图说服医生和病人，他们出现这些身体症状的原因是一种与低血睾酮水平相关的综合征，他们将其戏称为"低 T"症。不幸的是，随着使用睾酮补充疗法的增多，一部分服用睾酮的男性心脏病发病率也上升了。

我们已及时知道更多关于睾丸激素减少的真正原因。更仔细的检查显示，许多受此症候影响的男性存在超重问题，他们身体脂肪产生的分子会导致他们睾酮的减少。提高睾酮水平的治疗建议不应该是服用药物，而是减轻体重。

随着科学的进步，我们已经更多地了解到体重与认 <sup>133</sup>知和代谢健康之间复杂的相互作用，我们期待会出现其他可信且又出乎意料的因果关系。关于维持代谢健康的重要性，我们已经得出一些可行结论；几乎可以肯定的是，不断扩充的知识将强化我们的结论。

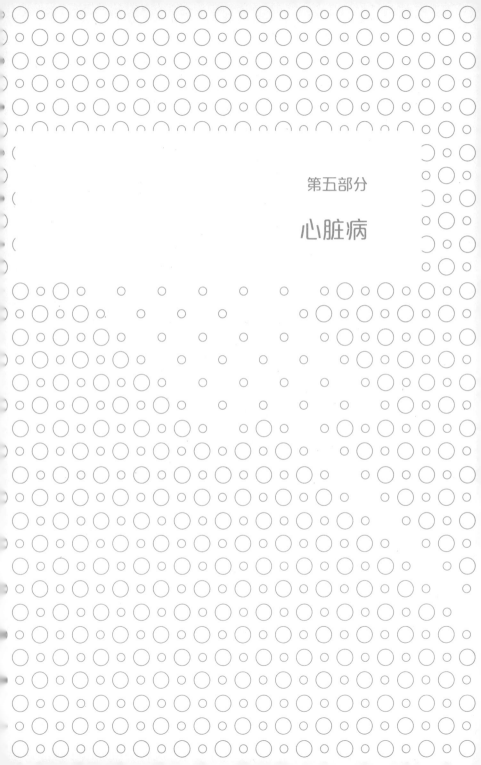

第五部分

# 心脏病

# 30

建议：降低低密度脂蛋白水平可以预防心脏病

要减少代谢和心血管疾病的风险，减少快碳水是一项有价值的策略。但如今，科学告诉我们，我们能做的不仅仅是降低风险。毫不夸张地说，我们也许能够在有生之年消除绝大多数动脉粥样硬化性心脏病。这一令人瞩目的可能性，反映出过去 50 年来的研究成果，晚近出现的新证据则是上述成果的巅峰。

快碳水是一种有损健康的体外毒素，低密度脂蛋白则是一种有损健康的体内毒素，它携带脂肪分子经过我们的血液，这些分子最终进入心脏周围血管壁，并促发炎症，从而导致动脉粥样硬化。低密度脂蛋白样颗粒在穿过血管壁时会被困住，并触发一个复杂的过程，最终会导致阻碍血液流动的脂肪沉积。（虽然我们的身体也产生其他脂质颗粒，但低密度脂蛋白占那些对大多数人有影响的脂质颗粒的 90% 左右。）得益于严格的交叉研究，我们不再局限于只认为高浓度的低密度脂蛋白与心

快碳水是一种有损健康的体外毒素，低密度脂蛋白则是一种有损健康的体内毒素。

脏病有相关性，而是可以确信地指出，低密度脂蛋白就是心脏病的病因之一。

同高血压和肥胖症一道，人体内低密度脂蛋白颗粒的负担终身存在，这是我们进行风险预测的决定性因素。医生用吸烟的"每年多少包"的数量来衡量吸烟风险；与此相同，患严重心血管疾病的风险，与我们身体一生中产生的低密度脂蛋白总量相关。正如美国人在完全了解吸烟风险后改变了他们的行为一样，我相信，一旦他们完全认识到低密度脂蛋白可能造成的损害，他们也会采取类似的行动。

已有研究证明，降低低密度脂蛋白水平可以降低心血管疾病的风险，而且低密度脂蛋白水平越低越好。每减少40mg/dl的低密度脂蛋白，疾病风险降低约25%。这种相关性的证据如此有力，而且益处如此巨大，以至于问题已不再是"你应该降低你的低密度脂蛋白水平吗"，而是"你应该把它降到多低"。

直到最近，大多数成年人的低密度脂蛋白目标水平是100mg/dl。如今，特别是对那些风险较高的人，这个目标往往是70mg/dl或更低。我们现在正在测试低密度脂蛋白的下限，以确定进一步降低这一指标是否有益于健康，以及这样做是否会带来任何自身的危险。同时，大多数美国人甚至同传统的目标水平相距甚远——而那些被诊断有心脏病风险的人，他们的低密度脂蛋白水平通常在112mg/dl甚至更高。

139

半个世纪前，麦戈文委员会意识到高浓度的低密度脂蛋白与动脉粥样硬化和心血管疾病有关，并建议美国人减少饱和脂肪的摄入。他们是对的。减少饱和脂肪含量高的食物是重要的。但是，参议院委员会未曾意识到，甚至很多科学家至今仍未强调的是，用高度加工的碳水化合物取代脂肪也有其危险。

**参议院委员会未曾意识到，甚至很多科学家至今仍未强调的是，用高度加工的碳水化合物取代脂肪也有其危险。**

# 31
## 低密度脂蛋白导致心脏病

140

2017年，两位澳大利亚研究人员彼得·克利夫顿和珍妮弗·基奥检视了一批低密度脂蛋白与日常饮食相关性的研究。这包括了来自两大群体的新研究："护士健康研究"和卫生专业人员的追踪研究。科学家们经常回溯早期的研究，并进行所谓的荟萃分析，即将多项研究的基础数据作为一个大型研究，从而扩充数据库，并提高研究结果的准确性。这是一项艰巨的任务。

克利夫顿和基奥整合了历时7年（2010年至2017年）进行的67项研究的数据，得出了明确的结论：如果用加工碳水化合物代替饱和脂肪，那么减少饱和脂肪摄入不会降低心脏病的发病率。他们的分析提供了强有力的证据证明，快碳水对心脏健康的威胁与饱和脂肪一样大。他们还得出结论，用多不饱和脂肪或单不饱和脂肪（例如橄榄油）以及未加工的碳水化合物代替饱和脂肪，可以降低患心血管疾病的风险。

141

虽然这项研究引起了我的注意，但另一组研究向我展示了一个我们可以显著降低心血管疾病发病率的重大

**快碳水对心脏健康的威胁与饱和脂肪一样大。**

3*136* 快碳水、慢碳水

机遇。过去几年，欧洲心脏病学会在慕尼黑和巴黎举行的会议上提供的数据，首次以一个毫不含糊的标题发表在2017年《欧洲心脏杂志》上，题目是"低密度脂蛋白导致动脉粥样硬化性心血管疾病"；这让我看到了切实根除心血管疾病的可能性。

因果关系——即一个变量与疾病之间的直接联系——可能很难被证明。当我担任美国食品和药品管理局局长时，我们坚持认为，在批准使用药物之前，它们必须经过大规模的随机实验。一般来说，这种实验会将受试者随机分成两组：一组给予实验药物，而另一组则服用安慰剂或符合病情现行护理标准的药物。

随机实验的目的是分离出一个变量，在此例中，即正在测试的药物。我们希望能够确保，如果人们的状况变好，那是归功于该药物，而不是其他一些因素——例如日常饮食或代谢的变化，甚至是来自研究人员无意识的干扰。

低密度脂蛋白和心血管疾病之间的关联是一个更复杂的情况，因为低密度脂蛋白水平受控于太多因素。我们的身体可以产生自己的脂质，所以日常饮食并不是低密度脂蛋白的唯一来源。《欧洲心脏杂志》的论文如此引人注目的原因是，它提供了一个自然发生的随机实验，将低密度脂蛋白作为心脏病的病因分离了出来。研究人员发现，基因突变的患者血液中的低密度脂蛋白水平显著增加或降低。我们可以认为这些突变是真正随机的，而且这种突变只影响一个健康因素——低密度脂蛋白水平。这使得研究人员能够专注于一个问题：这种突变对心血管造成了什么影响？

论文作者梳理了 200 多项研究，涉及超过 200 万的受试者，其中包括那些自然发生某种突变的人。研究人员还通过考察临床试验来验证，降脂药物与降低患心血管疾病风险之间是否存在明显的关系。

他们的发现惊人地清晰。研究人员写道，血液中的低密度脂蛋白与患心血管疾病风险之间存在"显著的一致性"相关。这项研究"提供了压倒性的临床证据，证明了低密度脂蛋白导致动脉粥样硬化性心血管疾病，降低低密度脂蛋白可以降低心血管出问题的风险。"

> 低密度脂蛋白导致动脉粥样硬化性心血管疾病，降低低密度脂蛋白可以降低心血管出问题的风险。

欧洲心脏病学会和欧洲动脉粥样硬化学会在 2019 年的指南中再次强调，低密度脂蛋白导致动脉粥样硬化性心脏病；该指南再次得出结论，低密度脂蛋白和其他含有载脂蛋白 B（ApoB）的脂蛋白会导致动脉粥样硬化性心血管疾病。载脂蛋白 B 是指我们血液中那些脂质颗粒表面蛋白质。这些载脂蛋白 B 分子包括低密度脂蛋白和甘油三酯颗粒。

143

除了这些发现，过去十年我们进行的随机临床试验还清楚地表明，低密度脂蛋白水平越低，患相关的动脉粥样硬化性心血管疾病风险越低。马萨诸塞州伯灵顿莱希医院心血管医学负责人理查德·内斯托博士指出，"绝对不存在某个低密度脂蛋白水平，低于这个水平后

> 低密度脂蛋白水平越低，患相关的动脉粥样硬化性心血管疾病风险越低。

就不再对你有益"。这些数据不限于任何一类药物，如他汀类药物；这意味着这一发现并非任何药物所独有，而是低密度脂蛋白粒子本身所独有。

我有许多好心的同事研究过低碳水饮食的影响，尽管他们的研究受到了主流营养界的批评。但这些人非常值得赞扬，因为他们早就认识到了与快速吸收碳水化合物相关的危险。但是，他们的工作有一个严重的缺陷：它没有充分考虑到饱和脂肪的危险，也未意识到其在提升低密度脂蛋白方面的影响。

这些缺陷不是任何人造成的。相反，它们来自于营养流行病学研究类型的内在局限，这使其难以得出可靠的结论。与这些营养研究不同的是，在美国食品和药品管理局，由于我们对治疗心脏病的药物提出了非常严格的要求，我所依赖的关于降低低密度脂蛋白益处的研究，是基于非常大量的、控制良好的临床研究的。

# 32

## 少吃淀粉可减少食盐摄入量
## 并降低血压

尽管在本书的这一部分，我们的关注点是低密度脂蛋白，但我仍然想聚焦于另一个值得注意的核心指标：血压——我们面临的最可能发生改变的风险因素之一。与衰老相关的三种疾病——心衰、中风和痴呆症——都与血压有关。

将血压降低 10 毫米汞柱，并降低你的低密度脂蛋白水平，那么你一生中患心血管疾病的风险至少降低80%，因心血管疾病死亡的风险下降 2/3。

减重对降低血压尤为重要，每减掉一磅体重，你的血压就会下降 0.5 至 1.0 毫米汞柱。减少盐的摄入量也是关键；日常饮食中的盐分越多，血压就会越高，随着年龄的增长，更是如此。保罗·惠尔顿博士曾参与了全美国血压指南的设计，他断言，"如果我们能在生命早期干预盐的摄入量和体重，我们就可以避免很多伤害"。瑞士洛桑大学医院的米歇尔·伯尼尔博士指出，"即使没有强有力的随机对照实验，也有越来越多的证据表明，减少食盐摄入量对预防心血管疾病也是有益处的"。

美国人进食食盐量高于推荐量，但医学界一直没有给予足够的重视。斯蒂芬·德弗里斯博士曾向一群心脏病专家提问，他们在前一天摄入了多少食盐；最终发现，事实上，他们甚至不知道自己的日常饮食中有多少盐。没有人能答得上来这个问题。

要在这个关键的健康领域作出改变，一个简单方法就是，避免三种含盐量最高的加工食品——商业生产的面包，加工肉类，比萨，包装零食，如薯片、椒盐脆饼干和薄饼干，以及谷物类食品，这些都是高盐产品。上述产品进入高盐名单都属意料之中，因为淀粉本身是如此寡淡，业界心知肚明，若是没有盐，这些食品并不可口。就像添加糖和脂肪到淀粉基料中以制造出超级适口的加工食品，达到有害量的盐也经常隐藏在这类邪恶的配料中。这些添加剂常常用于掩盖加工食品的异常特征。

惠尔顿博士指出，从他作为血压临床医生的角度来看，随着你年龄的增大，你应该担心三种疾病——中风、心衰和痴呆症，这三种疾病都与血压有关。美国国家医学院的信息表明，"35%的心肌梗死和中风病例、49%的心衰发作、24%的早逝都是由高血压所导致的"。惠尔顿博士指出，"我们需要更进一步"，在治疗血压方面更加积极。对于减少体重和盐的摄入量而言，这两者都是减得越多，就越能降低患病风险。

147

# 33

## 靠日常饮食还是药物来降低低密度脂蛋白？可能得双管齐下

148

在巴黎举行的欧洲心脏病学会 2019 年会议上，麦克马斯特大学心脏病学讲座教授萨利姆·尤瑟夫博士建议，是时候停止对饱和脂肪和其他饮食建议的争论了，应该用抑制肝脏低密度脂蛋白的处方药物，即他汀类药物，以及控制血压的疗法来强化治疗。他挑衅式地断言，比起"用疗效甚微的方法修修补补，例如减少食盐的摄入，或围绕饱和脂肪争论不休"，药物的作用要大得多。他认为，这样的策略比任何营养指南都好得多，因为我们现在有比纯粹的食疗来得强力得多的药物。

这个论点有一些吸引力，因为服用药物确实可以大幅减少低密度脂蛋白和降低血压。但我与尤金·布朗沃尔德博士——这位也许是世上最著名的心脏病专家，也是对血脂和血压进行密集药物治疗的坚定支持者——的对话却强调了这种单一疗法的局限性。我问他，我们是

149

否应该放弃饮食预防措施，只提倡药物治疗就可以了。

布朗沃尔德博士表示反对——在我看来，他说的是正确的。他持保留意见并不是因为担心药物治疗的安全性，或者可能的不良反应（尽管存在一些风险，其中包括他汀类药物少数情况下会导致新发糖尿病和出血性中风），而是因为他强烈地感到，日常饮食是预防疾病重要的第一步，任何单纯强调药理学的建议，都轻视了健康饮食所带来的更广泛的益处。虽然对付低密度脂蛋白和血压至关重要，但治疗肥胖症对预防糖尿病、动脉粥样硬化性心血管疾病和认知衰退同样重要。

布朗沃尔德博士强调，单靠日常饮食可能是不够的。这次同样，他是对的。现在这个时代，我们或许能够治愈很多的心脏病，但这一目标的实现，很可能需要降脂降压药物与日常饮食的双管齐下。

低密度脂蛋白不仅是一种体内毒素，也是一种伴随终身的毒素。低密度脂蛋白在我们心血管壁上的积累持续终生。在阿姆斯特丹大学，布朗沃尔德博士的同事约翰·卡斯特林博士认为，在降低低密度脂蛋白水平这件事上，终身持续要好过短期行为，因为其益处与降低的幅度及持续时间有关。为了预防动脉粥样硬化性心血管疾病，我们要趁早采取措施，降低我们的低密度脂蛋白水平。

伦敦大学学院的约翰·迪安菲尔德博士指出，"我们的动脉都在以某种方式逐渐地粥样硬化，这在将来会

> 日常饮食是预防疾病重要的第一步，任何单纯强调药理学的建议，都轻视了健康饮食所带来的更广泛的益处。

成为主要的心血管风险"。"早点行动起来，持续终身地降低心血管风险才是关键。血压和血脂持续多年的适度降低可能会产生深远影响"。

# 34 建议：每天进行中等强度锻炼

几乎每个人都认可规律锻炼的重要性，但我们中有太多人并没有遵循这个简单的建议。除了培养戒除快碳水的终身习惯，定期锻炼的终身实践是保持健康体重和降低患代谢疾病与心血管疾病风险的一项基本策略。

与日常饮食领域一样，锻炼领域也存在着大量相互争夺信徒的锻炼养生法门，还有各种指南提供五花八门、有时还相互矛盾的建议。我的建议简单直白：每个人都应该争取每周锻炼 5 天，每次至少锻炼 30 分钟到 60 分钟，每周总共至少锻炼 150 分钟，最好接近 300 分钟。你也可以进行中等强度的锻炼，或更大强度的锻炼，这样或许可以用一半的时间获得同样的效果。你的大多数活动应该是有氧运动；但每周至少要有两次某种形式的阻力训练以加强肌肉，这也很重要。

亚拉巴马大学伯明翰分校的吉姆·希尔教授指出，有两个原因使锻炼身体变得非常重要。他解释道，"首

除了培养戒除快碳水的终身习惯，定期锻炼的终身实践是保持健康体重和降低患代谢疾病与心血管疾病风险的一项基本策略。

先，它增加了你的能量消耗，允许你吃得更多"。不运动的话，减重的人为了达到目标必须得持续限制热量摄入，但体内的荷尔蒙反应在迫切地渴望着更多的食物。身体为了补偿摄入量的减少，会降低静息代谢率，减少能量消耗，并储存更多的脂肪。这个过程形成了希尔所称的"能量缺口"，这几乎是任何人都难以克服的难关。

希尔教授指出，"你越想单靠限制食物的方式来填补这个缺口，那你就越有可能失败。有些人能做到，但大多数人需要用运动来填补这一缺口，哪怕只是一部分"。

其次，运动有助于调节新陈代谢。在一天中，通常有一些时段，我们吃脂肪、碳水化合物，或蛋白质，在另外一些时段我们什么都不吃。如果你是健康的，你的代谢系统很容易调整，保持热量摄入和生理活动同步，那么体重就会保持稳定。但是，如果你的新陈代谢失衡，那么，即使你增加了热量的摄入，身体也会做出减缓新陈代谢的反应。

153 希尔指出，锻炼可以"修复你受损的新陈代谢"。稍后，他又补充道，"体育运动是代谢灵敏与否的主要预测因素"。

当我们研究胰岛素抵抗问题时，这一点展现得非常清晰。当胰岛素作用于葡萄糖时，肌肉吸收了80%的葡萄糖，肝脏、脂肪组织和脑组织使用剩余的葡萄糖。在糖尿病前期或糖尿病状态下，上述过程的效能就被削弱了。骨骼肌和其他组织的葡萄糖吸收不足，葡萄糖继续在血液中循环，导致血糖水平上升。

由于肌肉是葡萄糖的主要储存库，所以许多研究人员认为，肌肉对胰岛素的抵抗是导致糖尿病前期和糖尿病发展的主要因素。密歇根大学的雅各布·豪斯指出，运动有助于肌肉从血液中吸收更多的葡萄糖并将其代谢掉，还有助于提高脂肪组织和肝脏中胰岛素的敏感性，让这些"仓库"能更有效地代谢葡萄糖。

在一项研究中，为了确定运动对胰岛素敏感性的影响，豪斯比较了三组受试者；这三组受试者分别为健康个体、胰岛素敏感性有一定程度受损的人和糖尿病患者。受试者们进行了为期 3 个月的有氧运动，每天 60 分钟，每周 5 天，氧气摄入量为身体最大摄入量的 75%，心率为最高心率的 80% 至 85%；之后，研究人员记录了三组受试者的改善情况。

我们甚至不必花那么长时间就能看到结果。豪斯和他的团队还发现，连续 7 天的有氧运动使胰岛素敏感性提高了 45%，还使肌肉吸收更多的葡萄糖，从而提高了葡萄糖代谢。

我们如何把科学转化为有效的锻炼方案？首先，请记住，适宜强度的锻炼活动因人而异，这取决于你的基础体质水平。医生和营养学家用各种方法来测量运动强度。例如，他们可以评估你距离身体吸收氧气的最大容量（即最大摄氧量）有多少差值。但这不是你能自己做

运动有助于肌肉从血液中吸收更多的葡萄糖并将其代谢掉，还有助于提高脂肪组织和肝脏中胰岛素的敏感性，让这些"仓库"能更有效地代谢葡萄糖。

154

的事情。你自己能做的是，在医生的指导下，确定一个适当的目标心率，然后可以穿戴某种检测器来帮助你测量心率。适宜强度的活动，例如健步走、双打网球、休闲骑行或游泳，可以让你达到最高心率的50%至70%。更剧烈的运动会消耗更多的能量——例如，十分钟跑一英里可以提高你的心率达到最高心率的70%到85%。

对自己锻炼强度的感知也是一种合理的测量标准——如果你呼吸费力，但仍可以继续谈话，并在运动大约10分钟后出现轻微流汗，那么你的运动可能就是适宜强度的。而在剧烈锻炼时，你会呼吸困难，无法多说话，并在开始锻炼后几分钟内流汗。

好消息是，如果你明显超重，或者是锻炼的新手，锻炼的好处很快会出现。但处于糖尿病前期或患有糖尿病的人必须做更多的锻炼，才可以收获与代谢健康的人相同的临床益处。在你开始锻炼的时候，你的新陈代谢越不正常，你就得锻炼越长的时间才能看到效果。但在任何情况下，对任何基础体质的人，锻炼都是有益的。换句话说，锻炼永远不会太晚。

在任何情况下，对任何基础体质的人，锻炼都是有益的。

走得更远一点，或频率更高一些；选择爬楼梯而不是坐电梯。从你锻炼的第一天开始，你就能或多或少地降低你的血糖负荷。多样化锻炼的效果是持续累加的，而且，持续性至关重要。豪斯说"功夫不负有心人"，以此强调持续投入的重要性。

频率、强度、持续时间和活动类型都会影响运动的

快碳水、慢碳水

效果，但最重要的是，心肺能力和胰岛素敏感性的关系是显著且具有保护性的。保持健康可以让你在锻炼时吸入更多的氧气，这反过来又会提高你的耐力，使你对胰岛素更敏感。持续适宜强度的身体活动（不是一次，而是日复一日的一辈子），对维持体重、控制代谢及促进心血管健康而言都是至关重要的。

保持健康可以让你在锻炼时吸入更多的氧气，这反过来又会提高你的耐力，使你对胰岛素更敏感。

第六部分

# 最佳的日常饮食

# 35

## 大多数成功的日常饮食都有一个共同点：限制快碳水

我简直太理解我们这些终身挣扎于体重问题的人了，面对那些令人困惑又时常矛盾的饮食建议，我们常常感到筋疲力尽。避开了饱和脂肪，你可能会吃太多的快碳水；避开了碳水化合物，你可能会吃太多的饱和脂肪。

那我们到底该吃什么？幸运的是，这个问题有一个实在而实用的答案，并且很简单。真正健康的日常饮食——能够在有助于预防代谢紊乱和心血管疾病的同时，还能使人达到并保持健康体重的饮食——看起来是这样的：

那我们到底该吃什么？幸运的是，这个问题有一个实在而实用的答案，并且很简单。

（1）减少或戒除加工碳水化合物。

（2）摄入最低限度的饱和脂肪。

（3）吃富含纤维和营养的慢碳水。

我并非在给某个特定的饮食计划背书，而是支持一种顾及了我们所有需求的饮食方案。值得注意的是，那些关注营养和体重的人的饮食建议通常是相互竞争的，有时甚至是充满敌意的，但这些建议在某种程度上有些核心的共识。

在美国心脏协会一次题为"从素食到生酮饮食：什么最有利于心血管健康？对哪类病人最有益？"的会议上，我看明白了这一点。演讲者逐一介绍他们的数据，来支持某种特定的饮食方式——地中海饮食、植物性饮食、高蛋白饮食、生酮饮食。虽然每个演讲者看上去彬彬有礼，但很显然，他们都想让观众相信，自己的饮食理念才是通往健康的正确路径。

首先发言的是弗塔健康公司（Virta Health）的医学主任萨拉·霍尔伯格博士，弗塔健康公司是一家生产治疗 2 型糖尿病产品的初创型公司。霍尔伯格博士是生酮饮食的倡导者，这种饮食的碳水（包括慢碳水）摄入量极低。生酮饮食通过戒除身体中的葡萄糖，来迫使身体以酮类和脂肪作为能量来源。

霍尔伯格博士决心纠正听众们误以为酮类就是"吃热狗和奶酪"的观念，她坚持认为，生酮饮食是一项基于天然食物的营养计划。她指出，低碳水饮食不必过分强调蛋白质。在霍尔伯格版本的饮食中，酮类的基石是脂肪，但她提倡的是单不饱和脂肪酸，强调橄榄油对患者的重要性。她还建议食用单不饱和脂肪，避免高度精炼和加工的植物油。

霍尔伯格博士解释道，与 20 世纪 90 年代的极端低碳水饮食不同，现代生酮饮食并没有规定要避免所有的碳水化合物。相反，生酮饮食注重碳水化合物的来源——来自非淀粉类蔬菜，而不是谷物和土豆。事实上，霍尔伯格博士建议她的病人每天吃 5 份非淀粉类蔬菜。这类饮食中也可以包括乳制品、坚果和种子，以及一些水果，她指出，"特别是在人们扭转了他们的代谢问题之后"。只有谷物（包括全谷物）、土豆和糖依然在禁食之列。

接下来，国际知名的流行病学家米格尔·马丁内斯-冈萨雷斯博士介绍了地中海饮食，这种饮食的名字来自 20 世纪 60 年代安塞尔·基斯对当地饮食模式的研究。他发问："什么是地中海饮食？"然后接着问另一个问题："或者换个更好的问法，我们应该说，什么不是地中海饮食？"他接着指出，并不是在当今的地中海国家吃的所有食物都属于传统的有益心脏健康的饮食。虽然该地区有多种营养模式，但大多数历史悠久的养生方法都将橄榄油视为膳食的中心，同时强调鱼、坚果和豆类、水果和蔬菜。而且，冈萨雷斯博士很快补充了葡萄酒，首选红葡萄酒，并且要适量。

尽管在品牌推广上稍有差异，但相互竞争的各类饮食建议开始逐渐趋同，特别是在强调食用橄榄油及避开淀粉类食物方面。

大多数历史悠久的养生方法都将橄榄油视为膳食的中心，同时强调鱼、坚果和豆类、水果和蔬菜。

162

第三位演讲者是金·威廉姆斯博士，他介绍的是植物性饮食。他一开场就提醒人们红肉的危害，但他也指出不是每种素食都同样健康，并拿出证据证明，即使是严格的素食也可能是危险的。从代谢上讲，一个进食大量果汁、精制谷物、油炸食品和糖果的素食主义者，可能比肉食者健康状况更差。他强调了一个反直觉的观点，"注意注意，你最好离培根远一点"。

再一次地，不同的饮食建议似乎在逐渐地相互靠近。

我意识到了一个共同的主线，于是决定做一个和事佬。演讲结束时，我走到麦克风前。

"也许我可以得到一些共识。我来给你们一个总的原则，从公共卫生的角度问一下你们的想法，每个人都应该减少进食快消化碳水化合物吗？"

三位发言者一开始犹豫不决，随后都点了点头。

我问道，"有谁不同意吗？"

来自斯坦福大学的加德纳博士替所有人回答道："我们都同意你的观点。"

戒除添加糖和精制谷物，以及用蔬菜取代大部分食物。

奇怪的是，几年前，在我们召开这次会议之前，加德纳博士有过类似的经历。在他主持的一个讨论组中，他也听到三位专家就理想饮食的确切形式争吵不休。为了寻找共同点，他问小组中的专家，如下两个基本的营养原则是否与每个人所倡导的食物计划一致：戒除添加糖和精制谷物，以及用蔬菜取代大部分食物。再一次地，大家达成了共识。

加德纳自己的研究也支持这一发现。在一项比较低碳饮食和低脂饮食的研究中，他发现，遵循这些协议的两组受试者平均来讲减轻了相同的体重。尽管有差异，但不同的饮食计划都要求戒除糖和精制谷物，同时鼓励参与者吃尽可能多的蔬菜。他解释道，"我们称它们为'健康的低碳'和'健康的低脂'饮食"。

加德纳向我感慨道，健康专家们没能将这种一致和简单直白的营养建议传达给公众。他指出，诸如"可溶性"和"不可溶性"纤维，以及"欧米茄-6 和欧米茄-3 的比例"这些看上去晦涩难懂的术语，把"人们给弄迷糊了"。

在一众流行规则背后，坚实的科学依据是，必须大幅减少加工碳水——并且幸运的是，这也是解决我们一直在探索的所有三个问题的正确方法。这三个问题是控制体重、保护你的代谢健康，以及降低患心血管疾病的风险。

# 36

## 植物性、慢碳水为主的日常饮食，最有利于你的健康

正如我们所看到的，有许多种饮食方案都可以使你达到体重目标，并保持良好的健康状态。每一种都提出了不同的挑战和可能性，你的选择在很大程度上取决于你的食物偏好和生活方式。但是，无论你是否选择遵循一套正式的计划，改善健康状况和预防疾病的道路都有赖于这些基本准则：减少或戒除快碳水，限制饱和脂肪（通常在动物制品中），并食用大量的如非淀粉类蔬菜、全谷物和水果这样的慢碳水。

> 减少或戒除快碳水，限制饱和脂肪（通常在动物制品中），并食用大量的如非淀粉类蔬菜、全谷物和水果这样的慢碳水。

话虽如此，有令人信服的证据表明，遵循植物性饮食——减少食用或完全戒除动物制品——会带来巨大的好处。哈佛大学培养的心脏病专家罗伯特·奥斯特菲尔德博士是植物性饮食最坚定的支持者之一。他分享的证据表明，在随机对照数据中，植物性饮食与某些他汀类药物一样，可以有效地降低低密度脂蛋白。植物性饮食还会降低 C 反应蛋白（CRP）——一项关于炎症和心血

管风险的指标。此外，已有研究证明植物性饮食还可以降低血压，并使一种被称为脂蛋白（a）的脂质显著减少。

植物性饮食还可改善糖尿病患者的代谢健康。在一项约100人参与的随机对照实验中，比起那些遵循美国糖尿病协会建议的人，严格素食者能够停止服用更多的糖尿病药物。这些素食者的糖化血红蛋白（A1c）水平（血糖水平的标志）下降幅度更大，减掉了更多的体重，低密度脂蛋白也明显降低了。

奥斯特费尔德博士提到了一项大规模研究，是由哈佛大学营养学博士后研究人员安比卡·萨蒂亚博士进行的。该研究表明，受试者吃完整的、植物性食物的份数越多，患冠心病的风险越低。动物制品，包括鸡肉和鱼，则有相反的效果（见下图）。

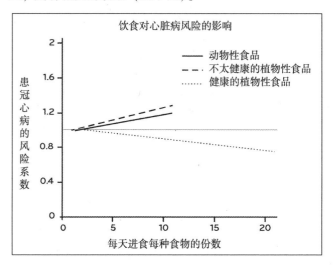

奥斯特菲尔德指出，"针对糖尿病也有类似的数据"。一项对 80 多万人进行的荟萃分析发现，每天进食一份水果和蔬菜，死亡风险会降低 5%。在一项有关戒除所有动物制品后结果的研究中，受试者越接近于完全的素食主义，取得的效果就越好，他补充道，"这与剂量有关"。那些吃植物性食物最多的参与者，比起那些吃植物性食物最少的参与者，其死亡率降低了 41%。

有两点需要注意：首先，这是一项观察性研究，并不是控制性的实验。其次，带有"植物性"标签的食品并不意味着它就是一个健康的选择。越来越多的食品作为植物性产品被营销，并被宣称它们是更健康的替代肉类、乳制品或鸡蛋的食品。但事实上，这些加工食品中有些含有的饱和脂肪与那些动物性衍生食品的饱和脂肪含量相同，甚或更多。例如，素食汉堡的植物性馅饼中含有 40% 的饱和脂肪；全素汉堡中含有 30% 的饱和脂肪。这些素食类汉堡提供的饱和脂肪与类似大小的碎牛肉汉堡一样多或比它更多。虽然它们可能在减少与肉类生产相关的温室气体排放方面发挥了重要作用，但最好的植物性饮食方式主要以天然食物为基础，而不是以加工的肉类替代品为基础。

无论你是否决定做一个严格的素食者或一般素食者，这里的重点是：植物性食物值得在你的日常饮食中占据基础地位。

167

**植物性食物值得在你的日常饮食中占据基础地位。**

# 37
## 低碳水日常饮食的利弊

近年来，低碳水饮食吸引了大量追随者。毫无疑
问，如果长期坚持，这些计划将是有效的。不同类型的
低碳水饮食对碳水化合物摄入量的限制各不相同，从旨
在保持营养性"酮中毒"的生酮饮食规定的每天 20 克
至 50 克，到以更温和的方法将碳水化合物限制在每天
100 克至 150 克不等。不同饮食方式中允许的食物也各
不相同。例如，原始饮食（Paleo diets）提倡一种低碳水
养生方法，强调未加工的肉类、鱼类、叶类和十字花科
蔬菜、鸡蛋、水果和坚果。一般来说，它不包括全谷物
（包括大米和燕麦）、土豆、各种豆类，以及乳制品。与
原始饮食不同的是，在生酮饮食中，允许食用的碳水化
合物主要来自非淀粉类蔬菜，以及如奶酪和奶油这样的
全脂乳制品。但所有这些法则的一个共同点是，大多数
热量来自脂肪。

我们已经回顾了低碳水饮食可显著改善糖尿病的证
据。在其中一些研究中，受试者被严格限制每天摄入的
热量。但是，即使不限制食物摄入量，效果也是显著

的。在一项研究中，标准美式饮食的受试者每天摄入的热量约为 3100 卡路里，但当他们切换到没有热量限制的低碳水饮食时，他们每天自己摄入的热量减少了 1000 卡路里。由此产生的对血糖控制、胰岛素敏感性和日常用药需求的影响也相当显著——仅仅 2 周时间，胰岛素敏感性就增加了 75%。在近期另一项由弗塔健康公司开展的研究中，萨拉·霍尔伯格博士及其同事发现，74% 的糖尿病患者在低碳水饮食 2 年后保持了这一饮食方式，并平均减轻了 30 磅体重。53% 的受试者已经逆转了他们的糖尿病。

尽管有这些好处，但一些营养学和医学界人士对低碳水饮食的担心是合理的，因为这种饮食强调动物蛋白和脂肪，而不是植物性天然食物。对一些早期的低碳水饮食模式，如罗伯特·阿特金斯博士提倡的方式，情况尤其如此。他的"红肉+黄油"饮食法不仅意味着碳水化合物的量少，还特意包含了大量的饱和脂肪。阿特金斯认为，脂肪（酮）而非葡萄糖是首选的能量来源，饱和脂肪是阿特金斯饮食的基石。

饱和脂肪可能会提高低密度脂蛋白。随着研究人员对低碳水饮食圈的人信奉饱和脂肪的批评与日俱增，最近，低碳水饮食圈试图纠正这一问题。亚拉巴马大学伯明翰分校的埃米·戈斯博士指出，建议修订后的方案"主要由天然食物组成。脂肪来自植物性和动物性原料：牛油果、橄榄油、奶酪、鸡蛋、沙拉酱、三文鱼和希腊

尽管有这些好处，但一些营养学和医学界人士对低碳水饮食的担心是合理的，因为这种饮食强调动物蛋白和脂肪，而不是植物性天然食物。

170

酸奶"。注册营养师布里塔尼娅·沃尔克博士赞同这种食用天然食物的低碳水饮食方法。"请记住，目标是控制血糖；因此，减少碳水化合物是实现这种控制的一种方式，进而使我们控制住饥饿感并渴求进食感。而当你让患者以这种低饥饿感和低进食欲的方式饮食时，他们就能做出最佳的营养选择了。"

然而，即使是这些更开明的饮食方式，也可能提高低密度脂蛋白。斯蒂芬·菲尼博士是低碳水饮食的强烈拥护者，合伙成立了一家名为"弗塔健康"的初创型公司，该公司用低碳水饮食来治疗 2 型糖尿病患者。但他对于用哪些食物作为碳水化合物的替代品，以及这些食物如何影响低密度脂蛋白，的确有些担忧。在霍尔伯格博士的研究中，受试者改用低碳水饮食后，低密度脂蛋白水平平均提高了 10%，且从相当一部分患者身上发现，其低密度脂蛋白水平提高了 30%。

菲尼博士和低碳水饮食的其他支持者认为，尽管如此，这种方案对心血管病的许多其他危险因素都有积极的影响。他正确地指出，减轻体重本身是非常有益的，对降低甘油三酯、血压和炎症也是非常有益的。

和其他科学家一样，他继续认为是低密度脂蛋白粒子的大小——而不是绝对数量——导致了斑块。这一理论认为，较大的低密度脂蛋白颗粒危害较小，因为它们的浮力增加，进入血管壁的风险更低。但最近的研究表明，导致动脉粥样硬化和心脏病的最主要因素不是低密

171

度脂蛋白颗粒的大小，而是它们的数量，我们可以用一种叫作载脂蛋白 B 的生物标志物来计算。血液中的载脂蛋白 B 的数量，是预测冠状动脉风险的最好指标。甘油三酯和低密度脂蛋白增加了含载脂蛋白 B 颗粒的数量，但少吃碳水化合物并减轻体重会使之减少。饱和脂肪通常会保持或提高载脂蛋白 B 的水平，增加低密度脂蛋白颗粒的数量。

越来越多的心脏科学家同意这一观点。伦敦国王学院著名的分子心脏病专家曼努埃尔·迈尔博士告诉我："心血管疾病最公认的危险因素是低密度脂蛋白。很难说一种导致低密度脂蛋白增加的治疗方案会降低患心血管疾病的风险。"迈尔认为，对代谢和心血管的益处不能抵消其增加低密度脂蛋白的危险。

剑桥大学的心脏病学家和遗传流行病学家布雷恩·费伦斯博士同意这一结论，他评论道："我自己的观点是，我们不能向人们推荐饱和脂肪，因为一般来说，我们知道饱和脂肪会增加低密度脂蛋白。"

172

所有这些研究发现都表明，当我们在低碳水饮食中选择代替碳水化合物的食物时，必须注意选择吃什么。我们的首要目标应该是尽可能减少低密度脂蛋白，特别是那些患有心血管疾病风险的人（随着年龄的增长，这个群体包括了我们当中越来越多的人）。亚拉巴马大学伯明翰分校的珍妮·塔伊博士在一项临床试验中表明，一种强调坚果和蔬菜，又同时减少碳水化合物和饱和脂肪的饮食方式，可以减少血糖波动和对糖尿病药物的需求量，同时不会增加低密度脂蛋白。即使是已经服用降脂药物的人，也可以从摄入饱和脂肪转变为摄入不饱和脂肪，来进一步降低低密度脂蛋白水平。

要注意一点，来自临床试验的大量数据表明，通过药物降低低密度脂蛋白水平对减少心血管疾病具有显著作用。但与这些数据不同的是，没有对等的现代临床试验证明通过饮食降低低密度脂蛋白水平可以改善心血管疾病。即使如此，以上结果也是基于所有证据得出的合理推断。

一种强调坚果和蔬菜，又同时减少碳水化合物和饱和脂肪的饮食方式，可以减少血糖波动和对糖尿病药物的需求量，同时不会增加低密度脂蛋白。

# 38 不要食用加工肉类

173　　虽然我们应该争取多吃植物，但每个人都选择成为素食主义者或严格的素食者是不太可能的。不过，有一种动物制品是我们认为即便不戒除但也是应该减少摄入的，那就是加工肉类。

　　世界卫生组织将加工肉类界定为"通过腌制、烘焙、发酵、烟熏或其他工艺加工后的肉类，这些加工可以增强其风味，或延长其保质期。大多数加工肉类含有猪肉或牛肉，但也可能含有其他红肉、家禽肉、下脚料或血液等肉类副产品。加工肉类包括热狗（法兰克福香肠）、火腿、香肠、咸牛肉、干肉条或牛肉干，以及肉罐头、肉类预制品及酱汁"。

　　而另外一个没那么令人不快（可能仅仅是因为没那么详细）的定义来自美国癌症研究："（加工肉类）是通过烟熏、烘焙或腌制，或添加化学防腐剂来保存的

174　肉类。"

　　世界卫生组织把加工肉类列为1类致癌物质，与吸烟或接触石棉属于同一类别（不过，世界卫生组织已经

说明，这并不意味着它们同样危险）。国际癌症研究机构计算出，"每天食用加工肉每50克（一个小热狗）就会增加18%的患结直肠癌的风险"。此外，全球疾病负担项目的信息表明，"全世界每年约有34 000例癌症死亡病例是由于日常饮食中高比例的加工肉类造成的"。

如果这还不足以警示你戒食加工肉类，那么我们会说，冠心病和中风也与加工肉类有关。美国心脏病学会前主席金·威廉姆斯博士指出："如果我们国家的每个人都能从食用加工红肉转为食用普通红肉，那么心血管疾病的死亡人数就会大大减少。"威廉姆斯是一个素食主义者，但他也理解人们为什么喜欢红肉。他补充指出，"每次你成功地用植物蛋白代替掉动物蛋白的时候，你死亡的可能性就降低了这么多。目前，最糟糕的是加工红肉"。

以下是两种常见的加工红肉产品的标签：

Hillshire FarmHot Links：100%优质猪肉。无添加。未添加味精。配料：猪肉，水。含有2%以下的：玉米糖浆、盐、乳酸钾、调味剂、红糖、葡萄糖、香料（包括红辣椒，红辣椒粉和辣椒）、猪肉汤（pork stock）、磷酸钠、二乙酸钠、异抗坏血酸钠、葵花籽油、亚硝酸钠。用牛肉胶原肠衣制成。

Boar's Head Bologna：每份含0克反式脂肪。蛋白质的优质来源。无麸质。无牛奶。无味精。配料：猪肉、水、牛肉、盐。1.5%以下的葡萄糖、糖、磷酸钠、

"全世界每年约有34 000例癌症死亡病例是由于日常饮食中高比例的加工肉类造成的"。

"每次你成功地用植物蛋白代替掉动物蛋白的时候，你死亡的可能性就降低了这么多。目前，最糟糕的是加工红肉"。

175

不要食用加工肉类  167

辣椒粉、异抗坏血酸钠、调味剂、亚硝酸钠。

有两项大型研究涉及这些花里胡哨的添加剂和防腐剂的影响。

2010年的一项荟萃分析回顾了一系列研究，对象涵盖了来自美国、欧洲、亚洲和澳大利亚的120万人。报告的结论是，心血管疾病和2型糖尿病的较高患病风险可能与加工肉类中的钠含量和硝酸盐防腐剂有关。"膳食中的钠可显著升高血压，经常摄入钠可能会使动脉弹性反应能力恶化，导致血管僵硬。在实验中，硝酸盐及其产物可导致动脉粥样硬化和血管功能障碍，胰岛素分泌减少，并损伤葡萄糖耐受性。"

研究人员的结论是，每天食用一份加工肉，会导致患心血管疾病风险增加42%，患2型糖尿病的风险提高19%。

2016年的一项对20年来"护士健康研究"进行的回顾发现，与食用加工红肉有关的各种疾病都可能提高死亡率，而非仅限于癌症或心血管疾病。研究评述还提到，"此外，我们观察到，用各种食物来源中的植物蛋白代替动物蛋白，特别是加工红肉，都可以降低死亡风险"。

在一项同样规模的研究中，受试者的健康状况差异很大。他们有吸烟者、酗酒者、从不锻炼的人、每天锻炼的人，以及各类介于两种情况之间的人。研究人员观察到，"那些生活方式不健康的人会食用更多加工和未加工的红肉，而拥有健康生活方式的群体，则食用更多的鱼和鸡肉作为动物蛋白来源；这表明，不同的蛋白质来源，至少部分地导致了观察到的不同结果……红肉，尤其是加工红肉，比鱼和家禽的致死风险要高得多。"

最近发表在《内科年鉴》上，并上了《纽约时报》头版的一组极具争议性的 5 项研究中，研究人员得出结论认为，减少食用红肉的益处（每千人减少 1—6 人次患心脏病或减少 7 例癌症死亡病例）并不够显著，以此作为减少肉类摄入的理由，并不足够充分。这一结论罔顾事实。分析发现，摄入更少的加工肉类与红肉，和更少的因心脏病、癌症、糖尿病和其他任何原因导致的死亡之间，存在着统计上的显著关系——这与之前的许多研究是一致的。

重要的是我们要理解，为什么这项研究及其结论是有缺陷的。营养流行病学里任何旨在评估特定食物导致的危险的研究，必须考虑到对该食物进行有控制的比较。在这一案例中，任何对肉类是否有害进行的准确评估，则必须比较食用肉类的风险与食用其他营养来源的风险。相较于由快碳水组成的标准美式饮食，吃肉不会显示出任何更坏的结果。然而，数据极有可能表明，与高质量的植物性饮食相比，吃肉比吃植物性食物更容易提高低密度脂蛋白水平。

随着媒体对这项研究的报道——以及随之而来的愤怒——我们看到，关于营养的报道常常使人们对"到底

摄入更少的加工肉类与红肉，和更少的因心脏病、癌症、糖尿病和其他任何原因导致的死亡之间，存在着统计上的显著关系。

不要食用加工肉类　　*169*

怎样吃才最健康"感到困惑。不幸的是，这种困惑掩盖了我们已经明了的简单事实：降低低密度脂蛋白水平将显著降低我们患心血管疾病的风险，降低低密度脂蛋白水平从选择吃什么开始。

# 39 你的日常饮食不必非得是完美的

设想有两种环境：一种环境中，有丰富的各种美味可口的加工食品，包括快碳水；而另一种则只提供天然食物，没有快碳水。我们的体重将根据我们所处的两个环境的不同而稳定在两个非常不同的点上。以我自己的经验，我总是能在去夏令营时减轻体重，因为在那儿我积极运动，一整天也没有吃垃圾食品的机会，也没有导致我过量饮食的诱导因素。当夏天结束我回到家时，一切又回到原状。迄今为止，每当我前往世界上某些食物环境与美国非常不同的地方旅行时，我的体重在回来时就能减掉几磅。这些环境对我来说很重要，因为在那里我没有太过挣扎或努力就减掉了体重。我能够吃得很开心，同时我的体重又能调整到一个新的"稳定点"。

当然，我们几乎无法控制家庭之外的食物环境。食品标签、营销手段和食品加工的规则都由政府政策制定，商店货架上的产品反映了消费者的需求和行业营

我希望我们能在所有这些领域实现改变，但与此同时，我们每个人都可以做一些简单的事情，以便能对我们个人的食物环境多一点控制。

销。我希望我们能在所有这些领域实现改变，但与此同时，我们每个人都可以做一些简单的事情，以便能对我们个人的食物环境多一点控制。

吃东西是一种既有意识又无意识的行为。想法通常由景象、气味、位置或身体感觉触发，它流入你的意识后，你便开始行动。你的手朝一盘曲奇伸过去，你朝冰箱走去，你甚至可以无意识地自动开始进食。在某些时候，你的注意力似乎被绑架了。接着，有些想法侵入大脑，你的内心开始纠结：我真的不能再吃了。你尝试戒除某种食物时就会产生某种渴望，而这往往会导致你过量进食或大吃特吃这种你正在努力戒除的食物。

任何减肥计划的目标之一，都应该是在这种不断加剧的想法进入你意识之前就对其加以阻止。要控制住这种无意识的举动，你需要了解你的身体发生了什么。你需要认识到，虽然你大脑的一部分告诉你去吃那些薯片，但你不是真的想这样做，因为你知道薯片真的会害死你。如果你认为，"我好想吃，但我不能吃"，那么你会对它念念不忘，并会产生被剥夺感。但如果你认为，"我不想吃，这是有害的"，那么这种挣扎就变得相对容易些。注意，我这里没有说"容易"——只是"相对容易"。

你需要认识到，虽然你大脑的一部分告诉你去吃那些薯片，但你不是真的想这样做，因为你知道薯片真的会害死你。

过量饮食的陷阱之一是，你陷入到挫败感中不能自拔。当你大脑的奖励通路战胜了你有意识地戒食的愿望时，你不可避免地会觉得你的行为很糟糕。当然，人们会

180

用吃这种完全适得其反的方式，来回应由此产生的压力。

这就是我鼓励你原谅自己的原因。如果你没有遵循自己的规则，就尽量放下那些负罪感和愧疚感吧。这不是说你不应该在乎。你应该非常在乎获得健康和保持健康。但重要的是要承认，这是一项艰苦的工作，并且是一个学习的过程。

我不再感到被困在自己的身体内，也不再觉得饮食失控。循环往复的反省（我不应该吃那个……也许可以吃一点……不，我真的不应该）消失了。好吧，事实上，它们也许还未完全消失，但它们已经悄无声息地让我可以用另一种想法替换掉了："我并不是真想吃它，它正在害死我。"

我并不是对加工碳水化合物的即时满足感无动于衷。食品的诱惑仍然是显而易见的，这一事实是我们生物本能的一部分。但这种痴迷平缓下来了，也更容易被抛诸脑后。当我知道了吃快碳水和其他加工食品不会产生持续的奖励时，我对它们的反应便逐渐不再那么"自动"了。当我的新陈代谢变得更加健康，那么生理上我将不再有暴饮暴食的冲动。

我坦白地承认，我并不总是遵循自己的建议。对我来说，戒糖尤其具有挑战性。但我不一定需要在这方面取得 A 级成绩。我是一个 B 级学生，我仍在努力，到现在为止，这是我能做到的最好的。那么，就这样吧。

当我知道了吃快碳水和其他加工食品不会产生持续的奖励时，我对它们的反应便逐渐不再那么"自动"了。当我的新陈代谢变得更加健康，那么生理上我将不再有暴饮暴食的冲动。

181

你的日常饮食不必非得是完美的　　173

183 　　在本书的故事中，食品加工行业在推销快碳水方面
的过错显而易见。但当我向"通用磨坊"的发言人质询
其产品的影响时，我尝试姑且相信这家公司。当然，我
提到过，这个行业已经考虑到了大多数人面临的体重和
代谢方面的挑战，并认为消费者应该大幅减少快速吸收
葡萄糖的食用量。而情况真的是这样吗？

　　看来我是一厢情愿了，公司回应我的质询时，他们
声称"总体而言，相较于任何单一的食物，饮食模式和
饮食习惯与维持健康的血糖水平更相关"。对我来说，
这就像是另一种说辞，"虽然我们用过量的快速吸收淀
粉铺满了超市的货架，但你吃什么不是我们的责任"。

184 　　现实情况是，如果这些庞大的公司要生存下去，他
们别无选择，只能为自己的产品辩护。卖西蓝花、草莓
和燕麦片是不可能赚取到同样的利润的。他们将继续驱
使我们吃他们的加工食品，直到公众的要求和政府的行

动迫使他们做出改变。那么，我们可以做些什么呢？

第一，教育。我们必须让所有美国人都意识到快速吸收的、易消化的淀粉的危害性，在我们的食物链中它们无处不在。这种认识将刺激消费者和选民对新产品提出需求。

第二，政府行动。那些旨在帮助消费者做出健康选择的膳食指南必须做出改变。我们应该建立一个美国国家营养研究所，针对这个问题，开展严格的研究，并提出准确和易于理解的建议，以厘清那些经常自相矛盾和令人困惑的观点。联邦政府在营养研究方面的支出少得可怜，这尤其与每年约400亿美元的全国糖果采购支出形成了鲜明对比。

这些措施能让我们的饮食习惯发生巨大变化吗？这是一个很困难的任务，重要的是要注意到这种转变所涉及的社会经济因素。现在，吃健康的未加工食物比加工淀粉食品更贵。那些财务自由的人将更容易地改变其饮食模式，但那些经济能力有限的人面临着更大的挑战。政府可以做些什么来帮助所有美国人？需要哪些行业法规来推动这种变革？这些都是需要全面回答和果断行动的紧迫问题。

作为个人，我们为获得更好的健康状况而需要作出的选择是明确的，但国家卫生政策的道路仍然需要规划。毫无疑问的是，为了改善现状和拯救生命，我们现在就需要规划这条道路了。

我们必须让所有美国人都意识到快速吸收的、易消化的淀粉的危害性，在我们的食物链中它们无处不在。

185

## 快碳水、慢碳水、低碳水

<sup>187</sup> 　　尼古拉·盖斯（Nicola Guess）博士是一位拥有营养学博士学位的注册营养师，还是伦敦国王学院的研究员和威斯敏斯特大学的副教授。他制作了一套可以展现快碳水、慢碳水和低碳水餐食计划实例的菜单，而我对他提出了质疑。菜单的目标是摆脱快碳水饮食。对于那些挣扎于体重问题的人来说，我们对慢碳水和低碳水餐食的展示，都是考虑到人们需要在慢碳水和低碳水这两个端点之间确定自己的理想位置。之后，我与尼古拉进行了对话，讨论了菜单背后的想法。我把问答环节放到这套菜单后面。

<sup>188</sup>
### 星期一

|  | 快碳水 | 慢碳水 | 低碳水 |
|---|---|---|---|
| 早餐 | 蓝莓<br>"脆谷乐"（1）<br>咖啡、糖、奶 | 钢切燕麦（2）<br>蓝莓<br>咖啡、无糖甜味剂 | 希腊酸奶（3）、杏仁片、蓝莓<br>咖啡、无糖甜味剂（4） |

| | 快碳水 | 慢碳水 | 低碳水 |
|---|---|---|---|
| 午餐 | 面粉薄饼配牛肉、奶酪和沙拉 | 紫玉米薄饼(5)配牛肉、奶酪和沙拉 | 牛肉、奶酪和牛油果(6)放在一层绿叶菜上 |
| 晚餐 | 鸡胸肉配一大份短粒白米饭〔1〕 | 鸡胸肉配扁豆和一小份印度香米饭〔2〕(7) | 鸡肉和烤蔬菜(8) |

（1）大多数商业包装的谷物食品含糖量高，其中，某种形式的糖（糙米糖浆等）被列在标签上的第一批成分中。用燕麦等无糖的天然谷物食品代替盒装谷物食品，并按口味增加一些全天然的水果。

（2）钢切燕麦是一个不错的选择，因为它们是一种完好无损的谷物，也不含糖。相比之下，即时燕麦片由加工燕麦制成，并含有添加糖。

（3）去掉燕麦，就可以减掉大部分的碳水化合物。酸奶含有少量乳糖形式的天然碳水化合物，但每 6 盎司 *只有 8 克左右。配料中杏仁和蓝莓将增加蛋白质和纤维，以帮助你维持饱腹感。

（4）理想情况下，咖啡不应添加任何的糖；但如果

189

----

〔1〕 选择一款健康的酱汁，或按你口味选择，例如香蒜酱、芝麻酱或简单的柠檬配新鲜香草。

〔2〕 同上。

\* 6 盎司 ≈ 170.1 克。——译者注

你喜欢更甜的味道，无糖甜味剂比糖更可取。

（5）由玉米，特别是蓝色玉米制成的玉米饼，比面粉薄饼（快碳水的代名词）含有更多的慢碳水。

（6）去掉玉米饼可以减掉本餐中大部分的碳水化合物。添加牛油果，可增加健康的脂肪，并有助于确保不感到饥饿。（虽然牛油果含10%重量的碳水化合物，但请注意，其中绝大多数是纤维，不会导致血糖的增加。）

（7）短粒白米饭是一种快碳水。印度香米的消化速度会慢一些，但你可以用富含纤维和蛋白质的扁豆取代一些印度香米，从而有助于减缓吸收速度。

（8）去掉大米，就只剩下很少的碳水化合物了。可以用诸如橄榄油这类健康油脂，烤高纤维的十字花科蔬菜，如西蓝花、球芽甘蓝和花椰菜等作为补充。

## 星期二

|  | 快碳水 | 慢碳水 | 低碳水 |
|---|---|---|---|
| 早餐 | 白面包吐司、黄油、果冻橙汁 | 裸麦粉粗面包(Pumpernickel bread)[1]（1）、奶油芝士和烟熏鲑鱼 | 煮得半熟的鸡蛋配牛油果和烟熏三文鱼（2） |

---

〔1〕 有时黑麦面包或裸麦粉粗面包是可互换使用的术语。对于这两种产品，可选择那些标签上注明"粗磨黑麦粒/仁"或"全黑麦粒/仁"，并避开那些含有小麦粉的产品。

|  | 快碳水 | 慢碳水 | 低碳水 |
|---|---|---|---|
| 午餐 | 白面包抹上金枪鱼和蛋黄酱 | 凉拌金枪鱼和意粉沙拉（3） | 金枪鱼和绿叶菜沙拉配杏仁和橄榄油（4） |
| 晚餐 | 平底锅煎鱼、蔬菜和米饭 | 平底锅煎鱼、蔬菜和塔布勒沙拉(Tabbouleh)[1]（5） | 平底锅煎鱼、多淋橄榄油的蔬菜（6） |

（1）白面包加果冻相当于快碳水的双重冲击。相比之下，传统裸麦粉粗面包（不是混合白面粉制成的）中的碳水化合物则消化得很慢，配上奶油芝士和三文鱼增加健康的乳制品脂肪和蛋白质，更有助于减缓吸收速度。

（2）去掉面包，就减掉了大部分碳水化合物。鸡蛋增加了蛋白质，而牛油果是健康脂肪的来源，可以帮助你维持饱腹感。

（3）凉面食中的碳水化合物更耐消化，其含有的碳水化合物在血液中释放得更慢。

（4）去掉意大利面，就减少了碳水化合物。在你的绿色沙拉中加入健康的脂肪来源，如杏仁，这将帮助维持饱腹感，并提供额外的必要营养。

（5）塔布勒沙拉中的配料不是米饭这种快碳水。碎

191

---

［1］ 塔布勒沙拉（Tabbouleh）是一种地中海菜，由切碎的欧芹、薄荷、洋葱、柠檬汁和碎小麦制成。

小麦中的完整谷物使其成为慢碳水。

(6) 去掉塔布勒沙拉，可以减去大部分碳水化合物。加入额外的蔬菜和橄榄油，以补充令人饱腹的纤维和脂肪。

### 星期三

| | 快碳水 | 慢碳水 | 低碳水 |
|---|---|---|---|
| 早餐 | 调味低脂酸奶、燕麦棒 | 普通希腊酸奶（1）一点整粒燕麦、一小把山核桃，以及切片香蕉（2） | 普通希腊酸奶一小把胡桃和树莓（3） |
| 午餐 | 百吉饼配奶油芝士和配菜沙拉 | 沙拉三明治（falafel）配鹰嘴豆泥和配菜沙拉（4） | 鸡胸肉、鹰嘴豆泥，以及配菜沙拉（5） |
| 晚餐 | 烤鱼配薯条和配菜沙拉 | 烤鱼配扁豆沙拉（6） | 烤鱼和加南瓜子和松仁的沙拉（7） |

(1) 酸奶中往往含有添加糖，有些产品每份中含有3茶匙糖。始终选择纯酸奶而不是调味品种，并尽可能选择希腊酸奶作为额外的蛋白质来源。

(2) 提防格兰诺拉（granolas）燕麦片，即使是那些作为健康谷物被营销的产品——它们经常使用加工谷物和大量的添加糖。你可以用燕麦、坚果和种子制作自己的燕麦片，或作为替代往酸奶里添加一些完整的燕麦（如钢切燕麦）、山核桃和切片香蕉。

（3）去掉燕麦，可以减掉大部分碳水化合物。根据
所需碳水化合物的限制量，用低糖、高纤维草莓或树莓 193
代替香蕉，这样可以降低超过 10 克的碳水化合物含量。

（4）用加工过的小麦粉制成的百吉饼是快碳水的代名词。沙拉三明治是由鹰嘴豆制成的，它可以提供蛋白质，也是一种吸收较慢的碳水化合物。

（5）食用鸡胸肉而不是沙拉三明治，可以减掉大部分的碳水化合物。鹰嘴豆泥和混合了绿叶蔬菜的配菜沙拉确保膳食富含纤维和营养。

（6）炸薯条既含高脂肪又是一种快碳水——这种组合往往导致人过度进食。去掉淀粉，给鱼肉配上用扁豆制成的慢碳水。

（7）去掉扁豆，可以减掉大部分的碳水化合物。加入一小把南瓜子和松仁可减少碳水化合物的量。（虽然南瓜种子中似乎含有很多碳水化合物，但食品标签表明，绝大多数是完全难以消化的纤维。）

## 星期四 194

| | 快碳水 | 慢碳水 | 低碳水 |
|---|---|---|---|
| 早餐 | 煮得半熟的鸡蛋或炒鸡蛋、土豆煎饼<br>橙汁 | 煮得半熟的鸡蛋或炒鸡蛋、烤谷物面包片（1）<br>一个切为 4 份的橙子（2） | 煮得半熟的鸡蛋或炒鸡蛋、烟熏三文鱼和菠菜（3）<br>一把草莓（4） |

|  | 快碳水 | 慢碳水 | 低碳水 |
|---|---|---|---|
| 午餐 | 速食面 | 爆炒西葫芦面条（5）和蔬菜 | 牛肉条和爆炒蔬菜（6） |
| 晚餐 | 牛排配土豆泥和肉汤 | 牛肉配面条和根茎类蔬菜（例如甘薯）（7） | 牛肉配根茎类蔬菜（例如甘薯）（8） |

（1）土豆煎饼是加工类快碳水，也属于高脂肪食物。选择少量的烤全谷物面包来搭配鸡蛋。

（2）果汁缺乏水果肉的纤维，而膳食纤维有助于减缓消化和防止胰岛素波动。可选择整个水果作为替代。

（3）去掉面包，可以减掉大部分的碳水化合物。加入烟熏三文鱼和一些菠菜（或其他叶类蔬菜）可以增加营养和健康的脂肪，并帮助你产生饱腹感。

（4）根据所需的碳水化合物限制量，用草莓代替一整个橙子可以减少约 7 到 10 克的碳水化合物。

（5）米粉是一种快碳水。作为替代，可选择西葫芦面条，这是一种消化较慢的碳水化合物，并且添加无淀粉类蔬菜，如西兰花和甜椒。

（6）去掉面条，可以减掉大部分的碳水化合物，牛肉中的蛋白质也会有饱腹感。

（7）土豆泥是一种快碳水。可选择面条和根茎类蔬菜的混合，或烤洋葱、蘑菇，或球芽甘蓝代替——在这些菜中，丰富的纤维包裹着碳水化合物，减慢了碳水化合物的消化速度。

（8）去掉面条，可减掉大部分碳水化合物。多吃点根茎类蔬菜，以确保你不感到饥饿。

### 星期五

| | 快碳水 | 慢碳水 | 低碳水 |
|---|---|---|---|
| 早餐 | 烤白面包、黄油，以及煎鸡蛋<br>风味拿铁咖啡 | 鸡肉、菠菜，以及在一小片全谷物面包上夹洋葱煎蛋卷（1）<br>加奶的咖啡（2） | 鸡肉、菠菜、洋葱，以及芝士煎蛋卷（3）<br>黑咖啡（4） |
| 午餐 | 皮塔饼（Pita bread）和鸡肉配配菜沙拉 | 烤鸡肉和藜麦沙拉（5） | 烤鸡肉沙拉配碎奶酪和松仁（6） |
| 晚餐 | 鸡肉和蘑菇意大利烩饭（risotto）（由普通的意大利烩饭米制成） | 鸡肉和蘑菇意大利烩饭（由荞麦制成）（7） | 鸡肉和蘑菇意大利烩饭（由花椰菜制成）（8） |

（1）不要用白面包煎鸡蛋，而是选择一小片全谷物面包，加入菠菜和洋葱等不含淀粉的蔬菜。

（2）来自咖啡馆的调味饮料通常含有大量的添加糖，所有的牛奶——无论是普通或替代品种，如燕麦味的或杏仁味的——都可能含有大量的碳水化合物。（一些杏仁奶的碳水化合物含量低。）不要喝调和咖啡，可选择带点奶油的煮咖啡。

（3）去掉面包，可以减掉大部分的碳水化合物。为了获取蛋白质和脂肪，可以往煎蛋卷中加奶酪。

（4）最低碳水的咖啡选择就是简单的黑咖啡。

（5）皮塔饼的血糖生成指数各不相同。作为替代，选择一种全谷物，如藜麦搭配沙拉。

（6）去掉藜麦，可以减掉大部分碳水化合物。加入一些奶酪粉和松仁，可以获得蛋白质、脂肪及增加风味。

（7）用荞麦代替大米可以减缓意大利烩饭中碳水化合物的消化速度。荞麦的消化时间比大米长，所以其含有的碳水化合物的消化速度较慢。

（8）去掉意大利烩饭，可以减掉大部分碳水化合物。试试花椰菜烩饭，它是用花椰菜米饭（在大多数杂货店的冷冻食品处出售）制成的。

## 星期六

| | 快碳水 | 慢碳水 | 低碳水 |
| --- | --- | --- | --- |
| 早餐 | 早餐思慕雪（smoothie）：燕麦、香蕉、牛奶、草莓，以及杏仁混合而成 | 整粒燕麦配切碎的草莓和整颗杏仁（1） | 由不加糖的椰肉片、杏仁片和混合的种子制成的低碳什锦早餐，草莓片（2） |

|  | 快碳水 | 慢碳水 | 低碳水 |
|---|---|---|---|
| 午餐 | 烤鸡翅和炸薯条<br>树莓果汁 | 烤鱼和卷心菜沙拉（3）<br>冷藏酸奶配草莓片（4） | 烤鱼和卷心菜沙拉<br>希腊酸奶配草莓片（5） |
| 晚餐 | 牛肉配米饭和蔬菜 | 牛肉配豆类（6）和蔬菜 | 牛肉配多淋橄榄油或菜籽油的蔬菜（7） |

（1）思慕雪以健康著称。然而，搅拌机把身体该做的工作做了：可以把搅拌机想象成在"预消化"你的食物。吃完整的燕麦、水果和坚果，可以使得它们中的碳水化合物缓慢地被消化。

（2）你可以用未加糖的椰肉片与坚果切片和种子的混合物来制作自己的低碳什锦早餐。网上有很多低碳什锦早餐和其他简单食谱可供你尝试。

（3）放弃来自土豆的快碳水，可以选择用各种高纤维慢碳水食物（包括葡萄干、卷心菜、茴香和芹菜根）制成的卷心菜沙拉。

（4）为了替代果汁冰沙这种快碳水，可选择加草莓片的冷藏酸奶。一些冷藏酸奶的含糖量高，但酸奶中的蛋白质和脂肪有助于减缓碳水化合物的消化。

（5）食用没有添加糖的纯希腊酸奶作为低碳水的甜点，它没有添加糖，可以配点草莓片。

199

（6）用豆类代替大米，如意大利白豆或鹰嘴豆。豆类中的碳水化合物对身体来说很难分解，所以释放得更慢。

（7）去掉豆类可以减掉大部分碳水化合物。添加额外的蔬菜，多淋点健康的油类，可以帮助你保持饱腹感。

## 星期日

|  | 快碳水 | 慢碳水 | 低碳水 |
|---|---|---|---|
| 早餐 | 谷物棒<br>水果思慕雪：猕猴桃、草莓和香蕉 | 用燕麦片、葵花籽和榛子自制全谷物早餐（1）<br>整只香蕉（2） | 用切碎的椰肉、葵花籽和榛子自制全谷物早餐（3）<br>猕猴桃（4） |
| 午餐 | 年糕配软干酪和烟熏三文鱼 | 烟熏三文鱼配大麦沙拉（5） | 烟熏三文鱼配上面放了牛油果和松仁的绿叶菜沙拉（6） |
| 晚餐 | 猪肉、糯米和蔬菜 | 猪肉、乌冬面和蔬菜（7） | 猪肉、西蓝花和西葫芦面条（8） |

（1）谷物棒往往被打着健康的名义营销，但通常是含有添加糖的加工谷物食品。用普通的钢切燕麦与整粒的坚果和种子，如榛子和葵花籽，自制谷物食品。

（2）水果思慕雪含糖量高，它们含有的水果比你通常吃的整只水果要多。此外，思慕雪一般都去掉了果皮和种子，这样会剥离掉植物纤维。可选择一小份完整的水果来代替。

（3）如前所述，去掉燕麦，可以减掉大部分的碳水化合物。用未加糖的椰肉片与坚果切片和种子的混合物来自制低碳什锦早餐。

（4）根据你想要的碳水化合物限制量，用一个猕猴桃代替整根香蕉可以降低 10 克以上的碳水化合物含量。

（5）年糕是一种快碳水。选择一种完整的谷物，如用大麦制成的沙拉，替代年糕作为慢碳水食物。

（6）去掉大麦，减掉了大部分碳水化合物。另加大量的绿叶沙拉，配上牛油果和松仁，可以获得健康且令人满足的脂肪。

（7）粘的或胶状的大米是"消化最快的"一种大米。相比之下，面条，如乌冬面，则含有消化较慢的碳水化合物。

（8）去掉面条，减掉了大部分碳水化合物。试着换成蔬菜类面条，比如西葫芦面条或红薯面条。

# 与尼古拉·盖斯博士的问答

## ——关于菜单

203 戴维·凯斯勒：你能解释一下你用这些菜单做了些什么吗？

尼古拉·盖斯：你在书中写到，在大多数西方国家，人们从加工的快碳水中摄入的热量太多了。减少饮食中快碳水的量将改善健康，但如何做到这一点将取决于个人的选择。我给了一些选择。例如，有些人可以选择简单地从快碳水切换到慢碳水，有些人可以选择完全避免淀粉类碳水化合物。大多数这样做的人会发现，添加一点额外的蛋白质或健康的脂肪可以确保他们的饱腹感，从而控制住他们的体重。我已经展示了这两种方法，或者可以选择用蛋白质和慢碳水的组合来代替快碳水。这其中，一以贯之的主题就是减少或避免快碳水。

戴维·凯斯勒：你认为哪些快碳水是美式饮食中最204大的问题？

尼古拉·盖斯：面包、早餐谷物食品和如苏打水这样的含糖饮料。前两个占美国人碳水化合物摄入量的很大比重。不仅如此，因为许多人认为这两类食品是很健康的，所以这两者尤其成问题。这些产品的营销方式让消费者在包装上看到了"全谷物"或"高纤维"，从而认为他们是在做一个有益健康的选择。正如你已经展示的，它们根本就不是有益健康的。

苏打水是一个明显的问题。大家都知道，它其中含有满满的糖。例如，青少年可以从苏打水中摄入所需热量的1/4。对很多人来说，最有效的饮食变化很简单：停止饮用液体糖。

戴维·凯斯勒：这些信息是如何影响你对这些菜单中的餐食的设计的？让我们从早餐开始。

尼古拉·盖斯：你可以注意到在星期一的例子中，我把市面上的早餐谷物食品"脆谷乐"调换成完整的天然燕麦。钢切还是轧制的燕麦没什么区别——重要的是，这两种燕麦都完好地保有了谷物的外层，这里有真正的纤维部分。这与"脆谷乐"中的燕麦形成鲜明对比，"脆谷乐"中的燕麦是碾磨并捣碎了的，然后被加工得无法辨认。有些人觉得燕麦本身寡淡无味，为了增加口感和甜味，你可以添加一些整只的水果或整粒坚果和种子。你可以注意到，我已经添加了整颗的蓝莓，以代替在"脆谷乐"浓缩物质中的蓝莓泥。你可以添加任何你喜欢的水果，例如浆果或香蕉。

205

戴维·凯斯勒：这真是一个简单的调整！

尼古拉·盖斯：是的，我一直向我的病人重申一点，你必须懂得食品的营销。市面上的许多谷物类食品都被当作全谷物进行销售，然而，正如你在书中写到的，"全谷物"只是一个营销术语，它并不一定意味着完好无损。所有完整的（intact）谷物都是全（whole）谷物，但并非所有的全谷物都是完好无损的。

更让消费者感到困惑的是食品深加工处理后再添加纤维。正如你已经指出的，我们从科学上知道，这并不能模拟天然完整的谷物对身体的影响，但现在我们没办法从营养标签上确定这一点。事实上，比较整粒燕麦和"脆谷乐"中的纤维含量：每100克产品中都含有大约7克到8克的纤维。消费者如何能知道其中的区别？所以，我总是指导我的病人去购买钢切或轧制的燕麦［生产商可能把在超市里的它们贴上苏格兰燕麦（Scottish oats）的标签］，而不是即食燕麦。

戴维·凯斯勒：早餐里其他的快碳水呢？

尼古拉·盖斯：我在第二天的菜单中列上了吐司，作为快碳水的白面包已替换成了裸麦粉粗面包。选择慢碳水作替换并不容易。许多市面上的全谷物面包都采用与谷物类食品类似的、有问题的加工方法：将整粒的谷物分解，然后将碾磨的纤维重新加入。这种情况不容易

206

从标签上识别。因此，更好的选项是选择黑麦或裸麦粉粗面包。黑麦的与众不同之处是它的胚乳和麸皮部分都含有纤维。正宗的裸麦粉粗面包应以黑麦面粉为第一成分，通常来说，黑麦面粉被磨制得比较粗糙（加工较少），可在配料表上寻找全谷物黑麦。小心那些用小麦粉作为主要成分的仿制品，它们只含有少量有益的黑麦面粉，然后添加焦糖着色来蒙骗你。

*戴维·凯斯勒：我还可以看到在快碳水部分列出的果汁或思慕雪，你已调换成完整的水果。你能解释一下这是为什么吗？*

尼古拉·盖斯：很多人认为果汁是一个健康的选择。有些人认为液体形式的水果比整个水果更健康，但事实上，通常来说，一份水果思慕雪可能含有 6 份到 7份的水果。这就是问题所在。水果含有天然糖，通常是果糖、蔗糖和葡萄糖的混合物。有些水果如香蕉，也含有一些淀粉。这些天然糖的含量在每份草莓中可能只含有 3 克到 4 克，但在每份苹果或芒果中含量可能高达 15克。并且请记住，这里的天然糖往往伴随着大量的纤维和其他有益的营养成分。所以，想想看，当你把六七个水果放到搅拌机或榨汁机里会发生什么——在一份 8 盎司到 10 盎司〔1〕分量的果汁中，你可以很容易地吃到

207

---

〔1〕 8 盎司到 10 盎司约等于 226.8 克到 283.5 克。——译者注

40—60 克的糖。

我们也知道，由于某些我们还未完全理解的原因，液态糖比相同分量的固态糖更不利于我们的代谢健康。然后就食品加工本身来说，事实上，一些果汁或思慕雪实际上会去掉絮状的果浆。最后一点，许多水果饮料中含有添加糖。作为卫生专业人员，我们应该给出一个最坚定和一贯的建议：吃整只的水果。如同对待可口可乐一样对待思慕雪和果汁，避免食用或只是偶尔品尝。

*戴维·凯斯勒：你能给我们举一些其他的例子来说明你是如何将菜单上的快碳水调整为慢碳水的吗？*

尼古拉·盖斯：很多人不知道的一件事是，意大利面可能是比大米更健康的选择，因为意大利面中的很多淀粉是"抗性淀粉"。如果你将意大利面煮熟并冷却，其中的淀粉就变得更具抗性了。当然，抗性淀粉是一种慢碳水。因此，凉拌的意大利面沙拉是一个不错的选择。

膳食的另一个极好的补充——也是很容易做到的——是食用更多的豆类，如鹰嘴豆、扁豆和豆子。它们很便宜，又富含植物营养元素和纤维，并且是蛋白质的优质来源。在菜单中你可以看到，我用豆类代替了大米（一种快碳水），搭配蔬菜和牛肉。

此外，通过把白米调换成印度香米，你可以减慢碳水的消化速度。更好的变化是减少印度香米的分量，并

208

添加一些扁豆。这样，你仍然可以在进餐时吃到米饭，但你也会加入富含营养的扁豆，并进一步减缓碳水化合物的消化代谢速度。那种饭能比通常的白米饭维持更长时间的饱腹感。

你也会注意到，我用了各种各样的全谷物。这些谷物包括小麦、藜麦和大麦。这些都是完整的谷物，可用在沙拉里或作为替代品来制作慢碳水的意大利烩饭。

戴维·凯斯勒：让我们看看低碳水菜单这一列。你剔除了碳水化合物，用别的东西代替了它。

尼古拉·盖斯：你证实了有些人的发现，即低碳水饮食是减重的有效方法。虽然最初的减重本身是相对容易实现的，但真正的挑战是保持体重。在许多种类饮食方式中，一旦饥饿感开始来袭，人们吃得更多，然后他们的体重就又反弹回去了。你所希望实现的，是一种在生理上、心理上和社会上都令人满意的饮食方式。你已经表明，添加高纤维食物和蛋白质可以帮助增加饱腹感激素（例如，胰高血糖素样肽-1），并使我们在更长时间里维持饱腹感。但是，我们不要忘记与膳食相关的社会和心理问题。考虑到我们习惯的吃饭方式，看到餐盘里只有鸡胸肉、几个西红柿和一些生菜，这会让人难以下咽。你也不希望吃饭时，桌子上的其他人还没吃完呢，你就很快地吃完了。所以，你可以看到每顿低碳水的饭菜中包含了大量的无淀粉蔬菜。你还可以看到，我添加了一些坚果和种子，这样可以增加纤维、蛋白质和健康的脂肪，也丰富了饭菜的口感和口味。我还加入了一些奶酪——它的蛋白质含量高。在许多餐食中我加入了大量的橄榄油。把所有的东西放在一起，你就有满满的一盘子——这样你不会有被剥夺感。这样的饭食有着丰富的口感和口味，让你觉得满意，同时又不含淀粉类碳水化合物。

戴维·凯斯勒：不过，我可以看到你在低碳水饮食中还包含了水果。

尼古拉·盖斯：如果有人吃了一顿富含健康脂肪、纤维和蛋白质的大餐，然后以少量的水果作为甜点，这对大多数人的血糖或胰岛素的影响是微不足道的。许多糖尿病前期或 2 型糖尿病患者可能会选择避开某些会提高他们血糖水平的水果，这种做法很好。我收治的许多 2 型糖尿病患者选择了低糖水果，如浆果或牛油果。但我认为，我们需要传达的一个重要信息是，适量的水果不是问题，尤其对于那些没有糖尿病的人。

# 参考资料和注释

引言：快碳水的起源

**来源**

**参考资料**

Franck, Caroline, Sonia M. Grandi, and Mark J. Eisenberg. "AgriculturalSubsidies and the American Obesity Epidemic." *American Journal of PreventiveMedicine* 45, no. 3 (September 2013): 327 – 33, doi: 10. 1016/j. amepre. 2013. 04. 010.

"From George Washington to Lafayette, 18 June 1788," *Founders Online*, National Archives, https://founders. archives. gov/documents/Washington/04-06-02-0301 (accessed October 30, 2019).

George Washington's Mount Vernon. "Mansion." https://www. mountvernon. org/the-estate-gardens/the-mansion/.

Global Food Forum. 2018 Clean Label Conference. Itasca, IL, March 27, 2018.

"The Hatch Act of 1887." North Dakota State University Library, NDSU Repository, https://library. ndsu. edu/ir/bitstream/handle/10365/6113/farm _ 45_ 03_ 01. pdf? sequence = 1&isAllowed=y.

MacLean, Eliza. "American Agricultural Policy: How Food Shaped the United States." *U. S. History Scene*, April 10, 2015, http://ushistoryscene. com/article/ag-policy/.

**与相关作者的访谈和通信**

Fitzgerald, Kate (June 2019). I am indebted to Kate Fitzgerald, who provided invaluable insight into the history of agricultural policy in the United

States.

**注释**（本书左侧边码为英文原版页码，以下页码请按本书边码检索，下同）

xv. "库房和粮仓"："From George Washington to Lafayette."

xvii. "清洁的"和"天然的"：Dave Lundahl and Sarah Kirkmeyer, "Tappinginto the Implicit Minds of Clean Label Enthusiasts：Faster, More Consumer-Driven Ingredient Decisions"；Cara Newkirk, "Understandingthe 'Clean Balancer' Consumer"；Donna Klockeman, "Hydrocolloid and Sweetener Alternatives：A Holistic Approach to Reformulation"；and Steve Peirce, "Clean Label Ingredient Alternatives." 以上这些讲座是 2018 年 7 月 15 日在伊利诺伊州芝加哥市举办的美国食品工艺学家学会（the Institute of Food Technologists）第 18 届年会上，主题为"清洁产品标签的进展：消费者、监管和科学三者的平衡"的发言内容。

## 1　一个拯救生命的非凡机遇

### 来源
**参考资料**

GBD 2017 Diet Collaborators. "Health Effects of Dietary Risks in 195 Countries, 1990-2017：A Systematic Analysis for the Global Burden of Disease Study 2017." Lancet 393, no. 10184（May 11, 2019）：1958-72.

**与相关作者的访谈和通信**

Fitzgerald, Kate（June 2019）.

### 注释

4. 1100 万人死亡：GBD 2017 Diet Collaborators, "Health Effects of Dietary Risks in 195 Countries."

## 2　走出混乱饮食的终身陷阱

### 来源
**参考资料**

Kessler, David A. *The End of Overeating：Taking Control of the InsatiableAmerican Appetite.* New York：Rodale, 2009.

——. "The Evolution of National Nutrition Policy." *Annual Review of Nutrition* 15（July 1995）：xiii-xxvi.

——. *A Question of Intent：A Great American Battle with a Deadly Indus-*

*try.* New York: Public Affairs, 2001.

Kessler, David A. , Jerold R. Mande, F. Edward Scarbrough, Renie Schapiro, and Karyn Feiden. "Developing the 'Nutrition Facts' Food Label." *Harvard Health Policy Review* 4, no. 2 (Fall 2003): 13-24.

National Center for Health Statistics. *Health, United States,* 2017. Hyattsville, MD: U. S. Department of Health and Human Services, 2018.

**注释**

9. 超过三分之二的美国人: National Center for Health Statistics, 10。

10. 我之前写的书: Kessler, *End of Overeating*。

12. 我已完成的方案: Kessler, "Evolution of National Nutrition Policy"; Kessler, Question of Intent; Kessler et al. , "Developing the 'Nutrition Facts' Food Label."

3　只有知道快碳水的真相，才能打破减肥—反弹的循环

**来源**

参考资料

Furness, John B. , Leni R. Rivera, Hyun-Jung Cho, David M. Bravo, and Brid Callaghan. "The Gut as a Sensory Organ." *Nature Reviews Gastroenterology & Hepatology* 10, no. 12 (September 24, 2013): 729-40, doi: 10. 1038/nrgastro. 2013. 180.

4　快碳水不是一个新问题

**来源**

参考资料

Chestnut, Glenn F. *Father Ed Dowling: Bill Wilson's Sponsor.* Bloomington, IN iUniverse Books, 2015.

Dowling, Edward J. "A. A. Steps for the Underprivileged Non-A. A. " In Robert Fitzgerald, *The Soul of Sponsorship: The Friendship of Fr. Ed Dowling, S. J. and Bill Wilson in Letters*, 125-28. Center City, MN: Hazelden, 1995.

Graham, Sylvester. *A Treatise on Bread and Bread-Making.* American Antiquarian Cookbook Collection. Ed. American Antiquarian Society. 1837; Kansas City, MO: Andrews McMeel Publishing, 2012.

S. , Rozanne. *Beyond Our Wildest Dreams: A History of Overeaters Anony-*

*mousas Seen by a Cofounder*. Rio Rancho, NM：Overeaters Anonymous, 1996.

**注释**

16. 在 1837 年，牧师：Graham, *Treatise on Bread*。

17. "我贪吃导致的 240 磅体重"：Dowling, "A. A. Steps," 126。

## 5　只有 12.2% 的美国人的代谢系统是健康的

**来源**

**参考资料**

Araujo, Joana, Jianwen Cai, and June Stevens. "Only 12.5% of American Adults Are Metabolically Healthy—NHANES 2009-2016." Lecture presented at ObesityWeek presented by The Obesity Society（TOS）in partnership with the American Society for Metabolic and Bariatric Surgery（ASMBS）, Nashville, TN, November 13, 2018.

———. "Prevalence of Optimal Metabolic Health in American Adults：National Health and Nutrition Examination Survey 2009-2016." *Metabolic Syndrome and Related Disorders* 17, no. 1（February 2019）：46-52, https：//doi. org/10. 1089/met. 2018. 0105.

Bays, Harold. "Adiposopathy, 'Sick Fat,' Ockham's Razor, and Resolution of the Obesity Paradox." *Current Atherosclerosis Reports* 16, no. 5（2014）：409, https：//doi. org/10. 1007/s11883-014-0409-1.

———. "The Future of Obesity Medicine：Managing Adiposity-Related Disease with Obesity Treatment." Lecture delivered at the Spring Obesity Summit 2019, Phoenix, AZ, April 5, 2019.

**注释**

19. 只有 12.2% 的美国人：Araujo, Cai, and Stevens, "Prevalence of Optimal Metabolic Health in American Adults."

20. "当你的体脂增加时"：Bays, "Future of Obesity Medicine."

## 6　在过去半个世纪里，美国人日均加工碳水摄入量大幅增加

**来源**

**参考资料**

Fryar, C. D., Q. Gu, C. L. Ogden, and K. M. Flegal. "Anthropometric Reference Data for Children and Adults：United States, 2011-2014."

National Center for Health Statistics. *Vital Health Statistics* 3, no. 39 (2016), https: //stacks. cdc. gov/view/cdc/40572.

Kessler, David A. *The End of Overeating*: *Taking Control of the Insatiable American Appetite*. New York: Rodale, 2009.

Ogden, Cynthia L. , and Margaret D. Carroll. "Prevalence of Overweight, Obesity, and Extreme Obesity among Adults: United States, Trends 1960 – 1962 through 2007 – 2008. " Centers for Disease Control and Prevention, https: //www. cdc. gov/nchs/data/hestat/obesity_ adult_ 07_ 08/obesity_ adult_ 07_ 08. htm (accessed August 28, 2019).

Ogden, C. L. , C. D. Fryar, M. D. Carroll, and K. M. Flegal. "Mean Body Weight, Height, and Body Mass, United States, 1960–2002. " *Advance Data from Vital and Health Statistics* no. 347. Hyattsville, MD: National Center for Health Statistics, 2004.

Steele, Eurídice Martínez, Larissa Galastri Baraldi, Maria Laura da Costa Louzada, Jean-Claude Moubarac, et al. "Ultra-Processed Foods and Added Sugars in the US Diet: Evidence from a Nationally Representative Cross-Sectional Study. " *BMJ Open* 6 (2016): e009892, doi: 10. 1136/bmjopen – 2015–009892.

United States Department of Agriculture. "Food Availability (Per Capita) Data System, Data Set: Calories. xls. " Washington, DC: Economic Research Service, 2019, https: //www. ers. usda. gov/data – products/food – availability-per-capita-data-system/.

**与相关作者的访谈和通信**

Buzby, Jean C. (Jan. 2019)

Jones, Julie Miller (July 2018)

Tosh, Susan (Oct. 2018)

**注释**

25. 自 20 世纪 70 年代开始的转变：Fryar et al. , "Anthropometric Reference Data. "

26. 偏重大约 20 磅：Kessler, *End of Overeating*; Ogden and Carroll, "Prevalence of Overweight. "

**来源**

参考资料

"The Fat of the Land." *Time*, January 13, 1961, 48.

*Hunger in America*. Produced by Martin Carr. CBS News, May 21, 1968. TV documentary.

Lasby, Clarence G. *Eisenhower's Heart Attack: How Ike Beat Heart Disease and Held on to the Presidency.* Lawrence: University Press of Kansas, 1997.

Oppenheimer, Gerald M., and I. Daniel Benrubi. "McGovern's Senate Select Committee on Nutrition and Human Needs versus the Meat Industry on the Diet-Heart Question (1976-1977)." *American Journal of Public Health* 104, no. 1 (January 2014): 59-69, https://www.ncbi.nlm.nih.gov/pubmed/242 28658.

United States. Congress. Senate. Select Committee on Nutrition and Human Needs. *Compilation of the National School Lunch Act and the Child Nutrition Act of 1966: With Related Provisions of Law and Authorities for Commodities Distribution.* Washington, DC: GPO, December 1974, https://catalog.hathitrust.org/Record/003217990.

——. *Diet Related to Killer Diseases: Hearings before the Select Committee on Nutrition and Human Needs of the United States Senate, Ninety-Fourth Congress, Second Session, July 27 and 28, 1976.* Washington, DC: GPO, 1976, http://catalog.hathitrust.org/Record/007401470.

——. *Diet Related to Killer Diseases II: Hearings before the Select Committeeon Nutrition and Human Needs of the United States Senate, Ninety-Fifth Congress, First Session, February 1 and 2, 1977.* Washington, DC: GPO, 1977, http://catalog.hathitrust.org/Record/007418251.

——. *Diet Related to Killer Diseases III: Hearings before the Select Committee on Nutrition and Human Needs of the United States Senate, Ninety-Fifth Congress, First Session, March 24, 1977.* Washington, DC: GPO, 1977, https://catalog.hathitrust.org/Record/012480120.

——. *Diet Related to Killer Diseases IV: Hearings before the Select Committee on Nutrition and Human Needs of the United States Senate, Ninety-Fifth Congress, First Session, March 31, 1977. Dietary Fiber and Health.* Washington, DC: GPO, 1977, https://catalog.hathitrust.org/Record/012480155.

———. *Diet Related to Killer Diseases VIII: Hearings before the Select Committee on Nutrition and Human Needs of the United States Senate, Ninety-Fifth Congress, First Session, October 17, 1977. HEW Overview.* Washington, DC: GPO, 1977, https://catalog.hathitrust.org/Record/012480158.

———. *Dietary Goals for the United States.* 2nd ed. Washington, DC: GPO, December 1977, http://hdl.handle.net/2027/uiug.30112023368936.

**与相关作者的访谈和通信**

Matz, Marshall L. (Nov. 2018, Jan. 2019)

**注释**

28. 哥伦比亚广播电视台的纪录片:《美国的饥饿》。

29. 麦戈文委员会的目标: Oppenheimer and Benrubi, "McGovern's Senate Select Committee."

29. 麦戈文确信地指出: U. S. Senate Select Committee on Nutrition and Human Needs, *Dietary Goals for the United States*。

29. 强调相关性: 同上。

30. 作证说明导致肥胖症的原因: 同上, xvii-xviii。

30. 1961 年《时代》杂志的封面: "Fat of the Land."

## 8  政府的指南将我们引向碳水化合物

**来源**

**参考资料**

United States. Congress. Senate. Select Committee on Nutrition and Human Needs. *Dietary Goals for the United States.* 2nd ed. Washington, DC: GPO, 1977 (December), http://hdl.handle.net/2027/uiug.30112023368936.

———. *Dietary Goals for the United States Prepared by the Staff of the Select Committee on Nutrition and Human Needs, United States Senate.* Washington, DC: GPO, 1977 (February), http://hdl.handle.net/2027/umn.31951d00283419d.

———. *Diet and Killer Diseases with Press Reaction and Additional Information.* Washington, DC: GPO, 1977.

**注释**

32. 《美国的饮食目标》: U. S. Senate Select Committee on Nutrition and Human Needs, *Dietary Goals for the United States Prepared by the Staff of*

*the Select Committee*。

32. 赫格斯特德鼓励美国人：U. S. Senate Select Committee on Nutrition and Human Needs, *Diet and Killer Diseases*, 209。

32. 对······表示怀疑：U. S. Senate Select Committee on Nutrition and Human Needs, *Dietary Goals for the United States*, 2nd ed., xxiii。

33. ［赫格斯特德］······推动着具有决定性的建议：U. S. Senate Select Committee on Nutrition and Human Needs, *Diet and Killer Diseases*, 209。

33. 实际上在指导方针中提出的：U. S. Senate Select Committee on Nutrition and Human Needs, *Dietary Goals for the United States Prepared by the Staff of the Select Committee*, 14-51。

34. "面包的热量密度中等"：U. S. Senate Select Committee on Nutrition and Human Needs, *Dietary Goals for the United States*, 2nd ed., 21。

34. 白面粉的主要缺点：U. S. Senate Select Committee on Nutrition and Human Needs, *Dietary Goals for the United States Prepared by the Staff of the Select Committee*, 221, 229。

34. "改进"的白面粉：同上，42。

9　"复合碳水"是一个误导性术语，它不能区分快碳水和慢碳水

### 来源
#### 参考资料

Cho, Susan Sungsoo. *Handbook of Dietary Fiber*. Food Science and Technology, vol. 113. New York: Marcel Dekker, 2001.

"Dietary Guidelines. " U. S. Office of Disease Prevention and Health Promotion, https: //health. gov/dietaryguidelines（accessed November 6, 2019）.

Dobbing, John. *Dietary Starches and Sugars in Man: A Comparison*. ILSI Human Nutrition Reviews. London: Springer London, 1989.

Dona, Anthony C. , Guilhem Pages, Robert G. Gilbert, and Philip W. Kuchel. "Digestion of Starch: In Vivo and In Vitro Kinetic Models Used to Characterise Oligosaccharide or Glucose Release. " *Carbohydrate Polymers* 80, no. 3（May 5, 2010）: 599-617, doi: 10. 1016/j. carbpol. 2010. 01. 002.

Dreher, Mark L. , Claudia J. Dreher, James W. Berry, and Sharon E. Fleming. "Starch Digestibility of Foods: A Nutritional Perspective. " *Critical Reviews in Food Science and Nutrition* 20, no. 1（January 1984）: 47-71, doi: 10. 1080/10408398409527383.

FAO. *Carbohydrates in Human Nutrition.* Food and Nutrition Paper, no. 66 (Rome: FAO, 1998).

Gunaratne, A. , and H. Corke. "Starch, Analysis of Quality. " *Reference Modulein Food Science* (2016), doi: 10. 1016/b978-0-08-100596-5. 00092-5.

Madhusudhan, Basavaraj, and Rudrapatnam N. Tharanathan. "Legume-and Cereal Starches: Why Differences in Digestibility? Part 1: Isolation and Composition of Legume (Greengram and Bengalgram) Starches. " *Starch-Stärke* 47, no. 5 (1995): 165-71, doi: 10. 1002/star. 19950470502.

Singh, Jaspreet, Lovedeep Kaur, and Harjinder Singh. "Food Microstructure and Starch Digestion. " *Advances in Food and Nutrition Research* (2013): 137-79, doi: 10. 1016/b978-0-12-416555-7. 00004-7.

Svihus, B. , A. K. Uhlen, and O. M. Harstad. "Effect of Starch Granule Structure, Associated Components and Processing on Nutritive Value of Cereal Starch: A Review." *Animal Feed Science and Technology* 122, no. 3-4 (September 2005): 303-20, doi: 10. 1016/j. anifeedsci. 2005. 02. 025.

Tester, Richard F. , John Karkalas, and Xin Qi. "Starch—Composition, Fine Structure and Architecture. " *Journal of Cereal Science* 39, no. 2 (March 2004): 151-65, doi: 10. 1016/j. jcs. 2003. 12. 001.

10　如今的过度加工食品让我们吸收了更多卡路里

**来源**

参考资料

Boback, Scott M. , Christian L. Cox, Brian D. Ott, Rachel Carmody, et al. "Cooking and Grinding Reduces the Cost of Meat Digestion. " *Comparative Biochemistry and Physiology, Part A* 148, no. 3 (2007): 651-56, https://www. sciencedirect. com/science/article/pii/S1095643307015632.

Carmody, Rachel N. , Georg K. Gerber, Jesus M. Luevano, Daniel M. Gatti, et al. "Diet Dominates Host Genotype in Shaping the Murine Gut Microbiota." *Cell Host & Microbe* 17, no. 1 (2015): 72-84, https://www. sciencedirect. com/science/article/pii/S1931312814004260.

Carmody, Rachel N. , Gil S. Weintraub, and Richard W. Wrangham. "Energetic Consequences of Thermal and Nonthermal Food Processing. " *Pro-*

ceedings of the National Academy of Sciences of the United States of America 108, no. 48 (2011): 19199-203, https://www.jstor.org/stable/23066741.

Carmody, Rachel N., and Richard W. Wrangham. "The Energetic Significance of Cooking." *Journal of Human Evolution* 57, no. 4 (2009): 379-91, https://www.sciencedirect.com/science/article/pii/S0047248409001262.

——. "Our Nutrition Labels Are Lying about How Many Calories Foods Have." *Washington Post*, January 6, 2015.

David, Lawrence A., Corinne F. Maurice, Rachel N. Carmody, David B. Gootenberg, et al. "Diet Rapidly and Reproducibly Alters the Human Gut Microbiome. *Nature* 505, no. 7484 (2014): 559-63, https://www.ncbi.nlm.nih.gov/pubmed/24336217.

Wrangham, Richard, and Rachel Carmody. "Human Adaptation to the Control of Fire." *Evolutionary Anthropology: Issues, News, and Reviews* 19, no. 5 (2010): 187-99, doi: 10.1002/evan.20275.

**与相关作者的访谈和通信**

匿名食品设计师

**注释**

40. 食品标签忽略了消化过程中所消耗的热量：Carmody and Wrangham, "Our Nutrition Labels Are Lying."

## 11　食品工业声称食品加工没有副作用

**来源**

参考资料

Clemens, Roger. "Impact of Processing on Nutrition." Lecture delivered in four sections as part of the Institute of Food Technologists' "Food Science for the Non-Food Scientist" online course, https://www.pathlms.com/ift-learn-online/courses/1806/sections/2304 (accessed November 8, 2019).

——. "The Role of Processed Foods in Delivering Nutrition." Lecture delivered at the Institute of Food Technologists, IFT 18 Clean Label Product Development: Balancing Consumer, Regulatory, and Science, Chicago, IL, July 16-18, 2018.

Institute of Food Technologists. "IFT—Feedingthe Future," www.ift.org/about-ift (accessed November 10, 2019).

International Nut and Dried Fruit Council. "Traditional Dried Fruits:

Valuable Tools to Meet Dietary Recommendations for Fruit Intake," 2011, https://www.nutfruit.org/consumers/news/detail/traditional-dried-fruits-valuable-tools-to-meet-dietary-recommendations-for-fruit-intake.

Monteiro, Carlos Augusto, Geoffrey Cannon, Jean-Claude Moubarac, Renata Bertazzi Levy, et al. "The UN Decade of Nutrition, the NOVA Food Classification, and the Trouble with Ultra-Processing." *Public Health Nutrition* 21, no. 1 (March 21, 2017): 5-17, doi: 10.1017/s1368980017000234.

Sadler, Michele Jeanne, Sigrid Gibson, Kevin Whelan, Marie-Ann Ha, et al. "Dried Fruit and Public Health: What Does the Evidence Tell Us?" *International Journal of Food Sciences and Nutrition* 70, no. 6 (February 27, 2019): 675-87, doi: 10.1080/09637486.2019.1568398.

**与相关作者的访谈和通信**

BeMiller, James N. (Jan. 2019)

**注释**

41. "安全的、有营养的和可持续的": Institute of Food Technologists。

42. "有目的的做法": Clemens, "Impact of Processing on Nutrition" and "Role of Processed Foods" (from slides presented at lectures and available to attendees and online participants or for purchase via IFT)。

43. "抗氧化剂浓缩成": International Nut and Dried Fruit Council, cited in Clemens, "Impact of Processing on Nutrition" and "Role of Processed Foods."

44. "超级可口和有吸引力": Monteiro et al, "UN Decade of Nutrition."

12　从全谷物到盒装谷物食品：我们吃的东西到底是什么？

**来源**

**参考资料**

Crosbie, Graham B., and Andrew S. Ross. *The RVA Handbook.* St. Paul, MN: American Association of Cereal Chemists, 2007.

Delcour, Jan A., and R. Carl Hoseney. *Principles of Cereal Science and Technology.* 3rd ed. St. Paul, MN: American Association of Cereal Chemists, 2010.

Eliasson, Ann-Charlotte, ed. *Starch in Food*. Boca Raton, FL: CRC Press, 2004.

Fast, Robert B. , and Elwood F. Caldwell, eds. *Breakfast Cereals and How They Are Made*. St. Paul, MN: American Association of Cereal Chemists, 2000.

Guine, Raquel de Pinho Ferreira, and Paula Maria dos Reis Correia, eds. *Engineering Aspects of Cereal and Cereal-Based Products*. Boca Raton, FL: CRC Press, 2014.

Kaletunc, Gonul, and Kenneth J. Breslauer, eds. *Characterization of Cereals and Flours: Properties, Analysis, and Applications*. Boca Raton, FL: CRCPress, 2003.

Kulp, Karel, and Joseph G. Ponte Jr. , eds. *Handbook of Cereal Science and Technology*. 2nd ed. , rev. and exp. New York: Marcel Dekker, 2000.

Marquart, Len, David R. Jacobs, Graeme H. McIntosh, Kaisa Poutanen, and Marla Reicks, eds. *Whole Grains and Health*. Ames, IA: Blackwell, 2007.

Matz, Samuel A. *The Chemistry and Technology of Cereals as Food and Feed*. 2nd ed. New Delhi: Scientific International, 2014.

Moyer, Melinda Wenner. "Whole-GrainFoods Not Always Healthful. " *Scientific American*, July 25, 2013, https: //www. scientificamerican. com/ article/whole-grain-foods-not-always-healthful.

## 13　食品加工改变了淀粉的化学结构

### 来源
参考资料

Chinnaswamy, R. , and M. A. Hanna. "Macromolecular and Functional Properties of Native and Extrusion-Cooked Corn Starch. " *Cereal Chemistry* 67, no. 5 (1990): 490-99, https: //www. aaccnet. org/publications/cc/ backissues/1990/Documents/67_ 490. pdf.

Dreher, Mark L. , Claudia J. Dreher, James W. Berry, and Sharon E. Fleming. "Starch Digestibility of Foods: A Nutritional Perspective. " *CRC Critical Reviews in Food Science and Nutrition* 20, no. 1 (January 1984): 47-71, doi: 10. 1080/10408398409527383.

Einde, René van den. "Molecular Modification of Starch during Thermomechanical Treatment. " Doctoral thesis, Wageningen University, 2004.

Forte, Dennis, and Gordon Young. *Food and Extrusion Technology: An Applied Approach to Extrusion Theory.* Brisbane, Australia: Food Industry Engineering, 2016.

Grayson, Amanda. "Invention Blasts Off Our Cereal Business. " General Mills blog. October 17, 2013, https: //blog. generalmills. com.

Guha, Manisha, and S. Zakiuddin Ali. "Molecular Degradation of Starch during Extrusion Cooking of Rice. " *International Journal of Food Properties* 5, no. 3 (January 11, 2002): 509−21, doi: 10. 1081/jfp−120015488.

Guy, Robin. *Extrusion Cooking: Technologies and Applications.* Cambridge, UK: Woodhead, 2001.

Holm, Jörgen, Barbro Hagander, Inger Björck, Ann−Charlotte Eliasson, and Ingmar Lundquist. "The Effect of Various Thermal Processes on the Glycemic Response to Whole Grain Wheat Products in Humans and Rats. " *Journal of Nutrition* 119, no. 11 (November 1, 1989): 1631 − 38, doi: 10. 1093/jn/119. 11. 1631.

Maskan, Medeni. *Advances in Food Extrusion Technology.* Boca Raton, FL: CRC Press, 2012.

Miller, Kevin. "Does Processing Grains Impact Nutrition?" Lecture presented at the 2018 Oldways Whole Grains Council Conference, Seattle, WA, November 5, 2018.

Moscicki, Leszek. *Extrusion−Cooking Techniques.* Lublin, Poland: Wiley−VCHVerlag & Co. KGaA, 2011.

Singh, Jaspreet, Anne Dartois, and Lovedeep Kaur. "Starch Digestibilityin Food Matrix: A Review. " *Trends in Food Science & Technology* 21, no. 4 (April 2010): 168−80, doi: 10. 1016/j. tifs. 2009. 12. 001.

Svihus, B. , A. K. Uhlen, and O. M. Harstad. "Effect of Starch Granule Structure, Associated Components and Processing on Nutritive Value of Cereal Starch: A Review. " *Animal Feed Science and Technology* 122, no. 3−4 (September 2005): 303−20, doi: 10. 1016/j. anifeedsci. 2005. 02. 025.

Tamura, Masatsugu, Jaspreet Singh, Lovedeep Kaur, and Yukiharu Ogawa. "Impact of the Degree of Cooking on Starch Digestibility of Rice: An In Vitro Study. " *Food Chemistry* 191 (January 2016): 98 − 104, doi: 10. 1016/j. foodchem. 2015. 03. 127.

White, G. A. , F. J. Doucet, S. E. Hill, and J. Wiseman. "Physico-chemical Changes to Starch Granules during Micronisation and Extrusion: processing of wheat, and Their Implications for Starch Digestibility in the Newly Weaned Piglet. " *Animal* 2, no. 9 ( September 2008 ): 1312 – 23, doi: 10. 1017/s1751731108002553.

Ye., Jiangping, Xiuting Hu, Shunjing Luo, Wei Liu, et al. "Properties of Starch after Extrusion: A Review. " Starch−Stärke 70, no. 11−12 ( March 25, 2018), doi: 10. 1002/star. 201700110.

Zhang, Genyi, and Bruce R. Hamaker. "The Nutritional Property of Endosperm Starch and Its Contribution to the Health Benefits of Whole Grain Foods. " *Critical Reviews in Food Science and Nutrition* 57, no. 18 ( February 6, 2016): 3807−17, doi: 10. 1080/10408398. 2015. 1130685.

Zhu, Li−Jia, Radhiah Shukri, Normell Jhoe de Mesa−Stonestreet, Sajid Alavi, et al. "Mechanical and Microstructural Properties of Soy Protein: High Amylose Corn Starch Extrudates in Relation to Physiochemical Changes of Starch during Extrusion. " *Journal of Food Engineering* 100, no. 2 ( 2010): 232−38, https: //www. sciencedirect. com/science/article/pii/S0260877410 001858.

**与相关作者的访谈和通信**

BeMiller, James N. ( Jan. 2019)

Hamaker, Bruce ( Oct. 2018, June 2019)

Jane, Jay−Lin ( Oct. 2018)

Scanlon, Martin ( Oct. 2018)

Tosh, Susan ( Oct. 2018)

Van Lengerich, Bernard ( Nov. 2018)

Whalen, Paul ( Nov. 2018)

Zhu, Li−Jia ( Oct. 2018)

**注释**

51. 喷枪发出砰的声音: Grayson, " Invention Blasts Off Our Cereal Business" ( referencing an unspecified 1940s *Fortune* magazine article)。

14    淀粉加工后结构的改变使它成为可快速吸收的碳水化合物

**来源**

**参考资料**

Cho, Susan Sungsoo. *Handbook of Dietary Fiber*. *Food Science and Technology*, vol. 113. New York: Marcel Dekker, 2001.

Englyst, Klaus N. , and Hans N. Englyst. "Carbohydrate Bioavailability." *British Journal of Nutrition* 94, no. 1 (July 2005): 1-11, doi: 10.1079/bjn 20051457.

Grundy, Myriam Marie-Louise. "Plant Cell Walls as Barriers to Lipid Bioaccesibility in Model Lipid-Rich Plant Food (Almond)." PhD thesis, King's College London, 2014.

Singh, Jaspreet, Thilo Berg, Allan Hardacre, and Mike J. Boland. "Cotyledon Cell Structure and *In Vitro* Starch Digestion in Navy Beans." In *Food Structures, Digestion and Health*, ed. Mike Boland, Matt Golding, and Harjinder Singh, 223-42. San Diego, CA: Elsevier Science, 2014.

Slavin, Joanne L. "Carbohydrates, Dietary Fiber, and Resistant Starch in White Vegetables: Links to Health Outcomes." *Advances in Nutrition* 4, no. 3 (2013): 351S-355S, https://www.ncbi.nlm.nih.gov/pubmed/23674804.

"Vegetables and Vegetable Products." *Food Chemistry* (n.d.): 770-79, doi: 10.1007/978-3-540-69934-7_18.

Wahlqvist, M. L. , E. G. Wilmshurst, C. R. Murton, and E. N. Richardson. "The Effect of Chain Length on Glucose Absorption and the RelatedMetabolic Response." *American Journal of Clinical Nutrition* 31, no. 11 (November 1, 1978): 1998-2001, doi: 10.1093/ajcn/31.11.1998.

**与相关作者的访谈和通信**

Björck, Inger (May 2019)

Hamaker, Bruce (Oct. 2018)

15    快碳水是信使，传递着糖、脂肪和盐带来的口舌之欢

**来源**

**参考资料**

Erlanson-Albertsson, Charlotte. "How Palatable Food Disrupts Appetite Regulation." *Basic & Clinical Pharmacology & Toxicology* 97, no. 2 (August

2005）：61-73，doi：10. 1111/j. 1742-7843. 2005. pto_ 179. x.

Here and Now Staff. "How the Food Industry Helps Engineer Our Cravings." NPR. December 16, 2015, https：//www. npr. org/sections/thesalt/ 2015/12/16/459981099/how-the-food-industry-helps-engineer-our-cravings.

Kessler, David A. *The End of Overeating：Taking Control of the Insatiable American Appetite*. New York：Rodale, 2009.

Miquel-Kergoat, S. , V. Azais-Braesco, B. Burton-Freeman, and M. M. Hetherington. "Effects of Chewing on Appetite, Food Intake, and Gut Hormones：A Systematic Review and Meta-Analysis. " *Physiology & Behavior* 151（November 2015）：88-96, doi：10. 1016/j. physbeh. 2015. 07. 017.

**与相关作者的访谈和通信**

Civille, Gail Vance（Nov. 2018, June 2019）

16　没有加工淀粉我们可能不会生产出如此花样繁多的加工食品

**来源**

**参考资料**

Embuscado, Milda E. *Functionalizing Carbohydrates for Food Applications：Texturizing and Bioactive / Flavor Delivery Systems*. Lancaster, PA：Destech, 2014.

Korma, Sameh A. , Kamal-Alahmad, Sobia Niazi, Al-Farga Ammar, et al. "Chemically Modified Starch and Utilization in Food Stuffs. " *International Journal of Nutrition and Food Sciences* 5, no. 4（2016）：264-72, doi：10. 11648/j. ijnfs. 20160504. 15.

Lusas, Edmund W. , and Lloyd W. Rooney. *Snack Foods Processing*. Lancaster, PA：Technomic, 2001.

Mouritsen, Ole G. , and Klavs Styrbæk. *Mouthfeel：How Texture Makes Taste*. Trans. Mariela Johansen. New York：Columbia University Press, 2017.

Nieto Velez, Diana. "Formulating for Function：Winning Nutrition and Consumer Preference on Food Product Development Using Dietary Fiber, Hydrocolloid, and Starch. " Lecture presented at Institute of Food Technologists, IFT 18 Clean Label Product Development：Balancing Consumer, Regulatory, and Science, Chicago, IL, July 16-18, 2018.

Payne, Charles Anthony. "The Use of Starch in Meat Products. " PhD dissertation, Kansas State University, 1993.

**注释**

61. *将淀粉用在几乎所有东西上*: Nieto Velez, "Formulating for Function."

## 17 建议：终身减少或戒食快碳水

**来源**

**参考资料**

2018 Oldways Whole Grains Council Conference, Seattle, WA, November 4-6, 2018.

Ardent Mills. "Ultragrain Whole Wheat Flours," https://www.ardentmills.com/media/1083/ultragrain-whole-wheat-flours.pdf (accessed October 24, 2019).

Augustin, L. S. A., C. W. C. Kendall, D. J. A. Jenkins, W. C. Willett, etal. "Glycemic Index, Glycemic Load, and Glycemic Response: An International Scientific Consensus Summit from the International Carbohydrate Quality Consortium (ICQC)." *Nutrition, Metabolism and Cardiovascular Diseases* 25, no. 9 (2015): 795-815.

Aziz, Alfred. "The Glycemic Index: Methodological Aspects Related to the Interpretation of Health Effects and to Regulatory Labeling." *Journal of AOAC International* 92, no. 3 (May 2009): 879-87.

Aziz, Alfred, Lydia Dumais, and Jennifer Barber. "Health Canada's Evaluationof the Use of Glycemic Index Claims on Food Labels." *American Journal of Clinical Nutrition* 98, no. 2 (August 2013): 269-74.

Brand-Miller, Jennie, Joanna McMillan-Price, Katherine Steinbeck, and Ian Caterson. "Dietary Glycemic Index: Health Implications." *Journal of the American College of Nutrition* 28, suppl. 4 (August 2009): 446S-449S, doi: 10.1080/07315724.2009.10718110.

Dodd, Hayley, Sheila Williams, Rachel Brown, and Bernard Venn. "Calculating Meal Glycemic Index by Using Measured and Published Food Values Compared with Directly Measured Meal Glycemic Index." *American Journal of Clinical Nutrition* 94, no. 4 (October 2011): 992-96.

Eades, Michael R. "Incretins, Insulin, and Food Quality." Lecture presented at Low Carb Conference, Denver, CO, March 7-10, 2019.

Englyst, Klaus N. , and Hans N. Englyst. "Carbohydrate Bioavailability. " *British Journal of Nutrition* 94, no. 1 ( July 1, 2005）: 1 - 11, doi: 10. 1079/bjn20051457.

Englyst, Klaus, Hans Englyst, Aurelie Goux, Alexandra Meynier, et al. "Inter-Laboratory Validation of the Starch Digestibility Method for Determination of Rapidly Digestible and Slowly Digestible Starch. " *Food Chemistry* 245 ( April 15, 2018）: 1183-89.

Englyst, K. N. , H. N. Englyst, G. J. Hudson, T. J. Cole, and J. H. Cummings. "Rapidly Available Glucose in Foods: An In Vitro Measurement That Reflects the Glycemic Response. " *American Journal of Clinical Nutrition* 69, no. 3 ( March 1999）: 448-54.

Fatsecret. "100g Bagel: Nutrition Facts. " August 21, 2007, www. fatsecret. com/calories - nutrition/generic/bagel? portionid = 52220 & portionamount = 100. 000.

Flint, Anne, Bente K. Møller, Anne Raben, Dorthe Pedersen, et al. "The Use of Glycaemic Index Tables to Predict Glycaemic Index of Composite Breakfast Meals. " *British Journal of Nutrition* 91, no. 6 ( June 1, 2004）: 979-89.

Golay, A. , A. M. Coulston, C. B. Hollenbeck, L. L. Kaiser, et al. "Comparison of Metabolic Effects of White Beans Processed into Two Different Physical Forms. " *Diabetes Care* 9, no. 3 ( May 1, 1986）: 260-66.

Grant, Shannan M. , and Thomas M. S. Wolever. "Perceived Barriers to Application of Glycaemic Index: Valid Concerns or Lost in Translation?" *Nutrients* 3, no. 3 ( March 2011）: 330-40.

Haber, G. B. , K. W. Heaton, D. Murphy, and L. F. Burroughs. "Depletion and Disruption of Dietary Fibre: Effects on Satiety, Plasma-Glucose, and Serum-Insulin. " *Lancet* 310, no. 8040 ( 1977）: 679-82.

Hamaker, Bruce, Mario Martinez, Marwa El - Hindaway, and Fang Fang. "Carbohydrate Structure, Digestion, and Physiological Effects. " Lecture presented at Institute of Food Technologists Meeting and Food Expo, New Orleans, LA, June 5, 2019.

Hasek, Like Y. , Robert J. Phillips, Genyi Zhang, Kimberly P. Kinzig, et al. "Dietary Slowly Digestible Starch Triggers the Gut-Brain Axis in Obese Rats with Accompanied Reduced Food Intake. " *Molecular Nutrition & Food*

*Research* 62, no. 5（February 22, 2018）: 1700117, doi: 10. 1002/mnfr. 201700117.

Hätönen, Katja A. , Jarmo Virtamo, Johan G. Eriksson, Harri K. Sinkko, et al. "Protein and Fat Modify the Glycaemic and Insulinaemic Responses to a Mashed Potato－Based Meal. " *British Journal of Nutrition* 106, no. 2（July 28, 2011）: 248－53.

Heaton, K. W. , S. N. Marcus, P. M. Emmett, and C. H. Bolton. "Particle Size of Wheat, Maize, and Oat Test Meals: Effects on Plasma Glucose and Insulin Responses and on the Rate of Starch Digestion In Vitro. " *American Journal of Clinical Nutrition* 47, no. 4（April 1988）: 675－82.

Holm, Jörgen, Barbro Hagander, Inger Björck, Ann–Charlotte Eliasson, and Ingmar Lundquist. "The Effect of Various Thermal Processes on the Glycemic Response to Whole Grain Wheat Products in Humans and Rats. " *Journal of Nutrition* 119, no. 11（November 1, 1989）: 1631 － 38, doi: 10. 1093/jn/119. 11. 1631.

Hudson, Geoffrey, and Hans Englyst. "Carbohydrates in Food Tables. " *Food Chemistry* 57, no. 1（1996）: 37.

Juntunen, Katri S. , Leo K. Niskanen, Kirsi H. Liukkonen, Kaisa S. Poutanen, et al. "Postprandial Glucose, Insulin, and Incretin Responses to Grain Products in Healthy Subjects. " *American Journal of Clinical Nutrition* 75, no. 2（February 2002）: 254－62.

Kendall, Cyril W. C. , Livia S. A. Augustin, Azadeh Emam, Andrea R. Josse, et al. "The Glycemic Index: Methodology and Use. " *Nutritional Management of Diabetes Mellitus and Dysmetabolic Syndrome*（2006）: 43－56, doi: 10. 1159/000094405.

Larsen, Philip J. "Mechanisms behind GLP－1 Induced Weight Loss. " *British Journal of Diabetes & Vascular Disease* 8, suppl. 2（November 2008）: S34－S41, doi: 10. 1177/1474651408100525.

Lee, Julie Anne, Geoffrey Soutar, and Jordan Louviere. "The Best－Worst Scaling Approach: An Alternative to Schwartz's Values Survey. " *Journal of Personality Assessment* 90, no. 4（June 26, 2008）: 335 － 47, https://doi. org/10. 1080/00223890802107925.

Little, Tanya J. , Selena Doran, James H. Meyer, Andre J. P. M. Smout, et al. "The Release of GLP－1 and Ghrelin, but Not GIP and CCK, by

Glucose Is Dependent upon the Length of Small Intestine Exposed." *American Journal of Physiology—Endocrinologyand Metabolism* 291, no. 3 (September 2006): E647–E655, doi: 10. 1152/ajpendo. 00099. 2006.

Madhusudhan, Basavaraj, and Rudrapatnam N. Tharanathan. "Legume and Cereal Starches: Why Differences in Digestibility? Part II. Isolation and Characterization of Starches from Rice (*O. sativa*) and Ragi (Finger Millet, *E. coracana*)." *Carbohydrate Polymers* 28, no. 2 (January 1995): 153–58, doi: 10. 1016/0144–8617 (95) 00108–5.

Mir, Shabir Ahmad, Annamalai Manickavasagan, and Manzoor Ahmad Shah. *Whole Grains: Processing, Product Development, and Nutritional Aspects.* Boca Raton, FL: CRC Press, 2019.

Philippou, Elena. *The Glycemic Index.* Boca Raton, FL: CRC Press, 2017. Pi–Sunyer, F. X. "Glycemic Index and Disease." *American Journal of Clinical Nutrition* 76, no. 1 (July 2002): 290S–298S.

Robertson, Denise. "Resistant Starches and Cardiometabolic Risk." Lecture presented at Nutrition Society Winter Conference 2018: Optimal Diet and Lifestyle Strategies for the Management of Cardio–Metabolic Risk, London, UK, December 5, 2018.

Seal, Chris J. , Mark E. Daly, Lois C. Thomas, Wendy Bal, et al. "Postprandial Carbohydrate Metabolism in Healthy Subjects and Those with Type 2 Diabetes Fed Starches with Slow and Rapid Hydrolysis Rates Determined In Vitro." *British Journal of Nutrition* 90, no. 5 (November 2003): 853–64, doi: 10. 1079/bjn2003972.

Singh, Jaspreet, Thilo Berg, Allan Hardacre, and Mike J. Boland. "Cotyledon Cell Structure and *In Vitro* Starch Digestion in Navy Beans." In *Food Structures, Digestion and Health,* ed. Mike Boland, Matt Golding, and Harjinder Singh, 223–42. San Diego, CA: Elsevier Science, 2014.

University of Sydney. "GI Foods: Bagel, White Bread." October 18, 2019, www. glycemicindex. com/foodSearch. php? num = 571&ak = detail.

Unwin, David, David Haslam, and Geoffrey Livesey. "It Is the Glycemic Response to, Not the Carbohydrate Content of Food That Mattersin Diabetes and Obesity: The Glycemic Index Revisited." *Journal of Insulin Resistance* 1, no. 1 (August 19, 2016), https: //doi. org/10. 4102/jir. v1i1. 8.

Wachters–Hagedoorn, Renate E. , Marion G. Priebe, Janneke A. J.

Heimweg, A. Marius Heiner, et al. "The Rate of Intestinal Glucose Absorption Is Correlated with Plasma Glucose-Dependent Insulinotropic Polypeptide Concentrations in Healthy Men. " *Journal of Nutrition* 136, no. 6 (June 1, 2006): 1511-16, doi: 10. 1093/jn/136. 6. 1511.

Wolever, T. M. S. "Glycemic Index Claims on Food Labels: Review of Health Canada's Evaluation. " *European Journal of Clinical Nutrition* 67, no. 12 (December 2013): 1229-33.

———. "Is Glycaemic Index (GI) a Valid Measure of Carbohydrate Quality?" *European Journal of Clinical Nutrition* 67, no. 5 (May 2013): 522-31.

Woodward, A. D. , P. R. Regmi, M. G. Gänzle, T. A. T. G. van Kempen, and R. T. Zijlstra. "Slowly Digestible Starch Influences mRNA Abundance of Glucose and Short-Chain Fatty Acid Transporters in the Porcine Distal Intestinal Tract. " *Journal of Animal Science* 90, suppl. no. 4 (December1, 2012): 80-82, doi: 10. 2527/jas. 53877.

Zeller, Jonathan. "Bagelology. " NYC The Official Guide Web Site, June 17, 2014, https: //www. nycgo. com/articles/bagelology - scientific - study-of-nyc-bagels-slideshow.

Zhang, Genyi, and Bruce R. Hamaker. "The Nutritional Property of Endosperm Starch and Its Contribution to the Health Benefits of Whole Grain Foods. " *Critical Reviews in Food Science and Nutrition* 57, no. 18 (February 6, 2016): 3807-17, doi: 10. 1080/10408398. 2015. 1130685.

———. "Slowly Digestible Starch: Concept, Mechanism, and Proposed Extended Glycemic Index. " *Critical Reviews in Food Science and Nutrition* 49, no. 10 (December 2, 2009): 852 - 67, doi: 10. 1080/10408390903372 466.

Zhang, Genyi, Like Y. Hasek, Byung-Hoo Lee, and Bruce R. Hamaker. "Gut Feedback Mechanisms and Food Intake: A Physiological Approachto Slow Carbohydrate Bioavailability. " *Food & Function* 6, no. 4 (2015): 1072-89, doi: 10. 1039/c4fo00803k.

Zhang, Genyi, Maghaydah Sofyan, and Bruce R. Hamaker. "Slowly Digestible State of Starch: Mechanism of Slow Digestion Property of Gelatinized Maize Starch. " *Journal of Agricultural and Food Chemistry* 56, no. 12 (June 2008): 4695-702, doi: 10. 1021/jf072823e.

与相关作者的访谈和通信

Aronne, Louis J. ( Dec. 2006 )

Gardner, Christopher ( Nov. 2018 )

Hamaker, Bruce ( Oct. 2018, June 2019 )

Jenkins, David ( June 2019 )

Wolever, Thomas ( Oct. 2018 )

注释

69. 这就是所谓的超细谷物：Ardent Mills, "Ultragrain Whole Wheat Flours."

71. 测量胰岛素水平：Eades, "Incretins."

71. 23 汤匙糖：这一计算是基于：（1）一块百吉饼重 184 克（Zeller, "Bagelology"）；（2）一块百吉饼含 92 克碳水化合物 ［每 100 克百吉饼含 50 克碳水化合物 （Fatsecret. com）］；（3）一块百吉饼的血糖生成指数是 69（University of Sydney）；（4）一块 184 克的百吉饼的血糖负荷是 63.48 ［作者的计算使用了昂温等人 （Unwin et al.'s ） 的方法］；（5）一茶匙糖的血糖负荷是 2.73 （同上）；有关方法论参见 Unwin et al., "It Is the Glycemic Response."

## 18　高度加工的碳水化合物严重伤害我们的身体

来源

参考资料

Flatt, P. R. "Dorothy Hodgkin Lecture 2008 Gastric Inhibitory Polypeptide ( GIP ) Revisited: A New Therapeutic Target for Obesity-Diabetes?" *Diabetic Medicine* 25, no. 7 ( July 4, 2008 ): 759–64.

Holst, J. J. "On the Physiology of GIP and GLP - 1." *Hormone and Metabolic Research* 36, no. 11/12 ( 2004 ): 747–54.

Isken, Frank, Andreas F. H. Pfeiffer, Rubén Nogueiras, Martin A. Osterhoff, et al. "Deficiency of Glucose-Dependent Insulinotropic Polypeptide Receptor Prevents Ovariectomy-Induced Obesity in Mice." *American Journal of Physiology-Endocrinology and Metabolism* 295, no. 2 ( August 1, 2008 ): 350–55.

Isken, F., M. Weickert, M. Tschöp, R. Nogueiras, et al. "Metabolic Effects of Diets Differing in Glycaemic Index Depend on Age and Endogenous Glucose-Dependent Insulinotrophic Polypeptide in Mice." *Diabetologia* 52, no. 10（October 2009）：2159-68.

Jomori, Takahito, Yutaka Seino, Nobuhiro Ban, Kinsuke Tsuda, et al. "Inhibition of Gastric Inhibitory Polypeptide Signaling Prevents Obesity." *Nature Medicine* 8, no. 7（July 2002）：738-42.

Nauck, Michael A., and Juris J. Meier. "The Incretin Effect in Healthy Individuals and Those with Type 2 Diabetes：Physiology, Pathophysiology, and Response to Therapeutic Interventions." *Lancet Diabetes & Endocrinology* 4, no. 6（2016）：525-36.

Pfeiffer, Andreas F. H., and Farnaz Keyhani-Nejad. "High Glycemic Index Metabolic Damage：A Pivotal Role of GIP and GLP-1." *Trends in Endocrinology & Metabolism* 29, no. 5（May 2018）：289-99.

Rudovich, Natalia, Simone Kaiser, Stefan Engeli, Martin Osterhoff, et al. "GIP Receptor mRNA Expression in Different Fat Tissue Depots in Postmenopausal Non-Diabetic Women." *Regulatory Peptides* 142, no. 3（2007）：138-45.

Song, Mingyang, Teresa T. Fung, Frank B. Hu, Walter C. Willett, etal. "Association of Animal and Plant Protein Intake with All-Cause and Cause-Specific Mortality." *JAMA Internal Medicine* 176, no. 10（October1, 2016）：1453-63, doi：10.1001/jamainternmed. 2016. 4182.

与相关作者的访谈和通信

Civille, Gail Vance（Nov. 2018, June 2019）

19　我们消化碳水化合物的部位决定了食欲如何得到满足

来源

参考资料

Anderberg, Rozita H., Christine Anefors, Filip Bergquist, Hans Nissbrandt, and Karolina P. Skibicka. "Dopamine Signaling in the Amygdala, Increased by Food Ingestion and GLP-1, Regulates Feeding Behavior." *Physiology & Behavior* 136（September 2014）：135-44, doi：10.1016/j. physbeh. 2014. 02. 026.

Bagger, Jonatan I., Filip K. Knop, Asger Lund, Henrik Vestergaard, et al. "Impaired Regulation of the Incretin Effect in Patients with Type 2 Diabetes." *Journal of Clinical Endocrinology & Metabolism* 96, no. 3（March 1, 2011）：737-45.

Campbell, Keith R. , Michael E. Cobble, and Timothy S. Rei. "Patho-physiology of Type 2 Diabetes Mellitus: Potential Role of Incretin-Based Therapies. " *Journal of Family Practice* 59, no. 9 (September 2010): S5–S9.

Dorton, Hilary M. , Shan Luo, John R. Monterosso, and Kathleen A. Page. "Influences of Dietary Added Sugar Consumption on Striatal Food-Cue Reactivity and Postprandial GLP - 1 Response. " *Frontiers in Psychiatry* 8 (January 4, 2018), doi: 10. 3389/fpsyt. 2017. 00297.

Freeman, Jeffrey S. "Role of the Incretin Pathway in the Pathogenesis of Type 2 Diabetes Mellitus. " *Cleveland Clinic Journal of Medicine* 76, no. 5 (December 2009): S12–S19.

Fujioka, Ken. "Pathophysiology of Type 2 Diabetes and the Role of Incretin Hormones and Beta-Cell Dysfunction. " *Journal of the American Academy of PAs* 20, no. 12 (December 2007): 3–8.

Holst, Jens Juul, Tina Vilsbøll, and Carolyn F. Deacon. "The Incretin System and Its Role in Type 2 Diabetes Mellitus. " *Molecular and Cellular Endocrinology* 297, no. 1 (January 2009): 127–36.

Jerlhag, E. "Effects of Ghrelin, Glp–1 and Amylin on Alcohol and Drug Reward. " Lecture presented at the 26th Annual Meeting of the Society for the Study of Ingestive Behavior, Bonita Springs, FL, July 17–21, 2018.

Keyhani–Nejad, Farnaz, Margrit Kemper, Rita Schueler, Olga Pivovarova, et al. "Effects of Palatinose and Sucrose Intake on Glucose Metabolism and Incretin Secretion in Subjects with Type 2 Diabetes. " *Diabetes Care* 39, no. 3 (March 2016): 38–39.

Leon, R. M. , D. J. Reiner, L. M. Stein, B. C. De Jonghe, and M. R. Hayes. "Serotonergic Modulation of Central Glucagon – Like Peptide – 1 Neurons Regulates Energy Balance and Malaise. " Lecture presented at the 26th Annual Meeting of the Society for the Study of Ingestive Behavior, Bonita Springs, FL, July 17–21, 2018.

Mari, Andrea, Jonatan I. Bagger, Ele Ferrannini, Jens J. Holst, et al. "Mechanisms of the Incretin Effect in Subjects with Normal Glucose Tolerance and Patients with Type 2 Diabetes. " *PLOS One* 8, no. 9 (September 3, 2013), https: //doi. org/10. 1371/journal. pone. 0073154.

Meier, Juris J. "The Contribution of Incretin Hormones to the Pathogenesis of Type 2 Diabetes. " *Best Practice & Research: Clinical Endocrinology &*

快碳水、慢碳水

*Metabolism* 23, no. 4 (August 2009): 433-41.

Meier, Juris J. , and Michael A. Nauck. "Incretins and the Development of Type 2 Diabetes. " *Current Diabetes Reports* 6, no. 3 (May 2006): 194-201.

Mossello, Enrico, Elena Ballini, Marta Boncinelli, Matteo Monami, etal. "Glucagon-Like Peptide-1, Diabetes, and Cognitive Decline: Possible Pathophysiological Links and Therapeutic Opportunities. " *Experimental Diabetes Research* (2011), http: //dx. doi. org/10. 1155/2011/281674.

Mozaffarian, Dariush. "Starch Sugar and Metabolic Health (From Researchto Practice). " Lecture presented at the American Society of Nutrition Conference, Baltimore, MD, June 8-11, 2019.

Nauck, Michael A. , and Juris J. Meier. "The Incretin Effect in Healthy Individuals and Those with Type 2 Diabetes: Physiology, Pathophysiology, and Response to Therapeutic Interventions. " *Lancet Diabetes & Endocrinology* 4, no. 6 (June 1, 2016): 525-536.

Nauck, M. A. , I. Vardarli, C. F. Deacon, J. J. Holst, and J. J. Meier. "Secretion of Glucagon-Like Peptide-1 (GLP-1) in Type 2 Diabetes: What Is Up, What Is Down?" *Diabetologia* 54, no. 1 (January 2011): 10-18.

Opinto, Giuseppina, Annalisa Natalicchio, and Piero Marchetti. "Physiology of Incretins and Loss of Incretin Effect in Type 2 Diabetes and Obesity. " *Archives of Physiology and Biochemistry* 119, no. 4 (2013): 170-78.

Parvaresh Rizi, Ehsan, Tze Ping Loh, Sonia Baig, Vanna Chhay, et al. "AHigh Carbohydrate, but Not Fat or Protein Meal Attenuates Postprandial Ghrelin, PYY, and GLP - 1 Responses in Chinese Men. " Ed. François Blachier. *PLOS One* 13, no. 1 (January 31, 2018): e0191609, doi: 10. 1371/journal. pone. 0191609.

Pfeiffer, Andreas F. H. , and Farnaz Keyhani-Nejad. "High Glycemic Index Metabolic Damage: A Pivotal Role of GIP and GLP-1. " *Trends in Endocrinology & Metabolism* 29, no. 5 (May 2018): 289 - 99, doi: 10. 1016/ j. tem. 2018. 03. 003.

Roitman, M. F. "Peripheral Hormones Tune Phasic Dopamine Responses Evoked by Nutritive and Drug Rewards. " Lecture presented at the 26th Annual Meeting of the Society for the Study of Ingestive Behavior, Bonita

Springs, FL, July 17-21, 2018.

Schmidt, H. D. "Can Glp-1 Receptor Antagonists Be Re-Purposed for Cocaine Addiction?" Lecture presented at the 26th Annual Meeting of the Society for the Study of Ingestive Behavior, Bonita Springs, FL, July17 - 21, 2018.

Sclafani, Anthony, and Karen Ackroff. "Flavor Preferences Conditioned by Nutritive and Non-Nutritive Sweeteners in Mice." *Physiology & Behavior* 173 (2016): 188-99.

Sclafani, Anthony, Steven Zukerman, and Karen Ackroff. "Postoral Glucose Sensing, Not Caloric Content, Determines Sugar Reward in C57BL/6J Mice." *Chemical Senses* 40, no. 4 (May 2015): 245-58.

Ten Kulve, Jennifer S., Dick J. Veltman, Liselotte van Bloemendaal, Frederik Barkhof, et al. "Endogenous GLP-1 Mediates Postprandial Reductionsin Activation in Central Reward and Satiety Areas in Patients with Type 2 Diabetes." *Diabetologia* 58, no. 12 (September 18, 2015): 2688-98, doi: 10. 1007/s00125-015-3754-x.

Terrill, S. J., M. K. Holt, S. Trapp, and D. L. Williams. "Endogenous Glp-1 in Lateral Septum Promotes Satiety and Suppresses Motivation for Food in Mice." Lecture presented at the 26th Annual Meeting of the Society for the Study of Ingestive Behavior, Bonita Springs, FL, July17-21, 2018.

Urbano, Francesco, Agnese Filippello, Antonino Di Pino, Davide Barbagallo, et al. "Altered Expression of Uncoupling Protein 2 in GLP-1-Producing Cells after Chronic High Glucose Exposure: Implications for the Pathogenesis of Diabetes Mellitus." *American Journal of Physiology* 310, no. 7 (April 2016): C558-C567.

Vilsbøll, Tina. "On the Role of the Incretin Hormones GIP and GLP-1 in the Pathogenesis of Type 2 Diabetes Mellitus." *Danish Medical Bulletin* 51, no. 4 (December 2004): 364-70.

Vilsbøll, T., and J. J. Holst. "Incretins, Insulin Secretion, and Type 2 Diabetes Mellitus." *Diabetologia* 47, no. 3 (March 2004): 357-66.

Vilsbøll, T., and F. K. Knop. "Effect of Incretin Hormones GIP and GLP-1 for the Pathogenesis of Type 2 Diabetes Mellitus." *Ugeskr Laeger* 169 (May 2007): 2101-5.

Wachters-Hagedoorn, Renate E., Marion G. Priebe, Janneke A. J.

Heimweg, A. Marius Heiner, et al. "The Rate of Intestinal Glucose Absorption Is Correlated with Plasma Glucose-Dependent Insulinotropic Polypeptide Concentrations in Healthy Men." *Journal of Nutrition* 136, no. 6 (June 1, 2006): 1511-16, doi: 10.1093/jn/136.6.1511.

Woerle, Hans Juergen, Lucianno Carneiro, Ayman Derani, Burkhard Göke, and Jörg Schirra. "The Role of Endogenous Incretin Secretion as Amplifier of Glucose-Stimulated Insulin Secretion in Healthy Subjects and Patients with Type 2 Diabetes." Diabetes 61, no. 9 (September 2012): 2349-58.

### 与相关作者的访谈和通信

Gribble, Fiona (May 2018)

Mozaffarian, Dariush (May 2019)

Sclafani, Anthony (May 2019)

### 注释

77. 在另一个研究中: Keyhani-Nejad et al., "Effects of Palatinoseand Sucrose Intake."

78. 法伊弗和基哈尼曾经建议: Pfeiffer and Keyhani-Nejad, "High Glycemic Index Metabolic Damage."

## 20 高度加工的食品引发快速进食

### 来源

#### 参考资料

Andrade, Chittaranjan. "Ultraprocessed Food and Cardiovascular Risk: Estimating the Number Needed to Harm in an Unfamiliar Situation." *Indian Journal of Psychological Medicine* 41, no. 5 (September 1, 2019): 501-2.

Asquith, Thomas Northrup, Brandi Rene Cole, Yonas Gisaw, Oiki SylivaLai, and Maria Dolores Martines-Serna Villagran. Potato-based snacks and methods for preparing them. European Patent EP1043940, filed December 30, 1998, and issued July 8, 1999.

de Graaf, C., and F. J. Kok. "Slow Food, Fast Food, and the Control of Food Intake." *Nature Reviews Endocrinology* 6, no. 5 (2010): 290-93.

Ferriday, Danielle, Matthew L. Bosworth, Nicolas Godinot, Nathalie Martin, et al. "Variation in the Oral Processing of Everyday Meals Is Associated with Fullness and Meal Size: A Potential Nudge to Reduce Energy Intake?"

*Nutrients* 8, no. 5 (May 21, 2016): 315.

Forde, C. G., C. Leong, E. Chia-Ming, and K. McCrickerd. "Fast or Slow-Foods? Describing Natural Variations in Oral Processing Characteristics across a Wide Range of Asian Foods." *Food & Function* 8, no. 2 (February 22, 2017): 595-606.

Forde, C. G., N. van Kuijk, T. Thaler, C. de Graaf, and N. Martin. "Oral Processing Characteristics of Solid Savoury Meal Components, and Relationshipwith Food Composition, Sensory Attributes, and Expected Satiation." *Appetite* 60, no. 1 (January 1, 2013): 208-19.

Gage, Dennis Roy, Steven Richard Cammarn, Richard Worthington Lodge, and Vincent York - Leung Wong. Extrusion cooked snack chips. European Patent 0287158A2, filed April 7, 1988, withdrawn.

Gage, Dennis R., Richard W. Lodge, Stephen R. Cammarn, and Vincent Y. Wong. Process for cooking extrusion cooked snack chips. U. S. Patent 5, 147, 675, filed September 18, 1991, and issued September 15, 1992.

Hall, Kevin D. "Carbs, Calories, or Quality? What Matters Most for Weight Control." Lecture presented at the 6th Canadian Obesity Summit, Ottawa, ON, April 23-26, 2019.

———. "Ultra-Processed Diets Cause Excess Calorie Intake and Weight Gain: An Inpatient Randomized Controlled Trial of Ad Libitum Food Intake." Lecture presented at Nutrition 2019, Baltimore, MD, June 8-11, 2019.

Hall, Kevin D., Alexis Ayuketah, Robert Brychta, Hongyi Cai, et al. "Ultra-Processed Diets Cause Excess Calorie Intake and Weight Gain: An Inpatient Randomized Controlled Trial of Ad Libitum Food Intake." *Cell Metabolism* 30, no. 1 (July 2, 2019): 67-77.

Lee, William Edwards, III, Robert Lee White, James Martein Bangel, and David Joseph Bruno Jr. (Applicant: The Procter and Gamble Company). Process for making a corn chip with potato chip texture. European Patent Application 85202059. 3, filed December 12, 1985, application published July 2, 1986.

Marrón-Ponce, Joaquín A., Mario Flores, Gustavo Cediel, Carlos Augusto Monteiro, and Carolina Batis. "Associations between Consumption of Ultra-Processed Foods and Intake of Nutrients Related to Chronic Non-Communicable Diseases in Mexico." *Journal of the Academy of Nutrition and Dietetics* (June 28, 2019), https://doi.org/10.1016/j.jand.2019.04.020.

Monteiro, Carlos A., Geoffrey Cannon, Renata B. Levy, Jean-Claude Moubarac, et al. "Ultra-Processed Foods: What They Are and How to Identify Them." *Public Health Nutrition* 22, no. 5 (April 2019): 936-41.

Monteiro, Carlos A., Geoffrey Cannon, Jean-Claude Moubarac, Renata B. Levy, et al. "Freshly Prepared Meals and Not Ultra-Processed Foods." *Cell Metabolism* 30, no. 1 (July 2, 2019): 5-6.

Monteiro, Carlos Augusto, Geoffrey Cannon, Jean-Claude Moubarac, Renata Bertazzi Levy, et al. "The UN Decade of Nutrition, the NOVA Food Classification, and the Trouble with Ultra-Processing." *Public Health Nutrition* 21, no. 1 (January 2018): 5-17.

Schnabel, Laure, Emmanuelle Kesse-Guyot, Benjamin Allès, Mathilde Touvier, et al. "Association between Ultraprocessed Food Consumption and Risk of Mortality among Middle-Aged Adults in France." *JAMA Internal Medicine* 179, no. 4 (April 1, 2019): 490-98.

Scrinis, Gyorgy, and Carlos Augusto Monteiro. "Ultra-Processed Foods and the Limits of Product Reformulation." *Public Health Nutrition* 21, no. 1 (January 2018): 247-52.

van den Boer, J., J. Kranendonk, A. van de Wiel, E. Feskens, et al. "Self-Reported Eating Rate Is Associated with Weight Status in a Dutch Population: A Validation Study and a Cross-Sectional Study." *International Journal of Behavioral Nutrition and Physical Activity* 14, no. 1 (2017): 121, doi: 10.1186/s12966-017-0580-1.

van den Boer, Janet, Melanie Werts, Els Siebelink, Cees de Graaf, and Monica Mars. "The Availability of Slow and Fast Calories in the Dutch Diet: The Current Situation and Opportunities for Interventions." *Foods* (Basel) 6, no. 10 (October 2, 2017): 87.

**与相关作者的访谈和通信**

Hall, Kevin (Nov. 2018)

**注释**

82. 霍尔发起了一项研究:Hall et al., "Ultra-Processed Diets."

85. 2019 年营养学大会上的问题:Hall, "Ultra-Processed Diets."

86. 申请专利来生产:Lee et al., Process for making a cornchip with

potato chip texture。

## 21 尽可能多地戒除快碳水

### 来源
### 参考资料

Ang, Meidjie, and Thomas Linn. "Comparison of the Effects of Slowly and Rapidly Absorbed Carbohydrates on Postprandial Glucose Metabolism in Type 2 Diabetes Mellitus Patients: A Randomized Trial." *American Journal of Clinical Nutrition* 100, no. 4 (October 2014): 1059-68.

Astrup, Arne, Jennie Brand-Miller, and Christian Bitz. *The Nordic Way: Discover the World's Most Perfect Carb-to-Protein Ratio for Preventing Weight Gain or Regain, and Lowering Your Risk of Disease.* New York: Pam Krauss / Avery, 2017.

Blackburn, G. L., B. R. Bistrian, and J. P. Flatt. "Role of a Protein-Sparing Modified Fast in a Comprehensive Weight Reduction Program." In *Recent Advances in Obesity Research*, ed. Alan Howard. London: Newman, 1975.

Bosy-Westphal, Anja, and Manfred Müller. "Impact of Carbohydrates on Weight Regain." *Current Opinion in Clinical Nutrition and Metabolic Care* 18, no. 4 (July 2015): 389-94.

Eenfeldt, Andreas. "The Ketogenic Diet." Lecture presented at Low Carb Houston, Houston, TX, October 25, 2018.

———. *Low-Carb, High-Fat Food Revolution: Advice and Recipes to Improve Your Health and Reduce Your Weight.* New York: Skyhorse, 2014.

Goss, Amy M., Laura Lee Goree, Amy C. Ellis, Paula C. Chandler-Laney, et al. "Effects of Diet Macronutrient Composition on Body Composition and Fat Distribution during Weight Maintenance and Weight Loss." *Obesity* 21, no. 6 (June 2013): 1139-42.

Johansson, Elin V., Anne C. Nilsson, Elin M. Östman, and Inger M. E. Björck. "Effects of Indigestible Carbohydrates in Barley on Glucose Metabolism, Appetite, and Voluntary Food Intake over 16 H in Healthy Adults." *Nutrition Journal* 12, no. 1 (April 11, 2013): 46, doi: 10.1186/1475-2891-12-46.

Keyhani-Nejad, Farnaz, Martin Irmler, Frank Isken, Eva Wirth, et al.

"Nutritional Strategy to Prevent Fatty Liver and Insulin Resistance Independent of Obesity by Reducing Glucose – Dependent Insulinotropic Polypeptide Responses in Mice. " *Diabetologia* 58, no. 2 (February 2015): 374–83.

Larsen, T. M. , S. Dalskov, M. van Baak, S. Jebb, et al. "The Diet, Obesityand Genes (Diogenes) Dietary Study in Eight European Countries: A Comprehensive Design for Long–Term Intervention. " *Obesity Reviews* 11, no. 1 (January 2010): 76–91.

Larsen, Thomas Meinert, Stine – Mathilde Dalskov, Marleen van Baak, Susan A. Jebb, et al. "Diets with High or Low Protein Content and Glycemic Index for Weight–Loss Maintenance. " *New England Journal of Medicine* 363, no. 22 (November 25, 2010): 2102–13.

Ludwig, David S. Lecture presented at the 24th Annual Winter World Congress on Anti–Aging Medicine, Las Vegas, NV, December 9–11, 2016.

Nymo, S. , S. R. Coutinho, J. Jørgensen, J. F. Rehfeld, et al. "Timeline of Changes in Appetite during Weight Loss with a Ketogenic Diet. " *International Journal of Obesity* 41, no. 8 (April 25, 2017): 1224–31, doi: 10. 1038/ijo. 2017. 96.

Shai, Iris, Dan Schwarzfuchs, Yaakov Henkin, Danit R. Shahar, et al. , for the Dietary Intervention Randomized Controlled Trial (DIRECT) Group. "Weight Loss with a Low–Carbohydrate, Mediterranean, or Low–Fat Diet. " *New England Journal of Medicine* 359, no. 3 (July 17, 2008): 229–41.

Taubes, Gary. *Good Calories, Bad Calories.* New York: Anchor, 2008.

Willett, Walter, and P. J. Skerrett. *Eat, Drink, and Be Healthy: The Harvard Medical School Guide to Healthy Eating.* New York: Simon and Schuster, 2001.

**与相关作者的访谈和通信**

Bistrian, Bruce (Nov. 2018)

Eenfeldt, Andreas (June 2019)

Sclafani, Anthony (June 2004)

**注释**

88. 第一项已开展的研究: Blackburn, Bistrian, and Flatt, "Role of a Protein–Sparing Modified Fast. " 感谢加里·陶布斯 (Gary Taubes) 让我注意到这项研究!

90. 但是，欧洲的一项大规模研究：Larsen et al., "Diet, Obesity and Genes."

91. 另一个研究项目：Shai et al., "Weight Loss."

92. 全谷物和橄榄油：Willett and Skerrett, Eat, Drink, and Be Healthy, 14, 56。

## 22 保持减重效果要求我们长期少吃

**来源**

**参考资料**

Churuangsuk, Chaitong, Daniel Griffiths, Michael E. J. Lean, and Emilie Combet. "Impacts of Carbohydrate-Restricted Diets on Micronutrient Intakes and Status: A Systematic Review." *Obesity Reviews* 20, no. 8 (April 22, 2019), doi: 10.1111/obr.12857.

Montesi, Luca, Marwan El Ghoch, Lucia Brodosi, Simona Calugi, et al. "Long-Term Weight Loss Maintenance for Obesity: A Multidisciplinary Approach." *Diabetes, Metabolic Syndrome and Obesity: Targets and Therapy* 9 (February 26, 2016): 37–46, doi: 10.2147/DMSO.S89836.

National Weight Control Registry, http://nwcr.ws/default.htm (accessed November 7, 2019).

Rosenbaum, Michael. "Obesity: A Chronic Disease Long after It Is Supposedly Cured by Weight Loss." Lecture presented at the 26th Annual Meeting of the Society for the Study of Ingestive Behavior, Bonita Springs, FL, July 17–21, 2018.

——. "Set Point Theory." 2019 Obesity Medicine Summit Recording, Houston, TX, April 3–7, 2019.

Rosenbaum, Michael, Harry R. Kissileff, Laurel E. S. Mayer, Joy Hirsch, and Rudolph L. Leibel. "Energy Intake in Weight-Reduced Humans." *Brain Research* 1350 (September 2, 2010): 95–102.

Tobias, Deirdre K., Mu Chen, JoAnn E. Manson, David S. Ludwig, etal. "Effect of Low-Fat Diet Interventions versus Other Diet Interventionson Long-Term Weight Change in Adults: A Systematic Review and Meta-Analysis." *Lancet Diabetes & Endocrinology* 3, no. 12 (December 2015): 968–79, doi: 10.1016/s2213-8587(15)00367-8.

Westman, Eric C., William S. Yancy, John C. Mavropoulos, Megan

Marquart, and Jennifer R. McDuffie. "The Effect of a Low-Carbohydrate, Ketogenic Diet versus a Low-Glycemic Index Diet on Glycemic Control in Type 2 Diabetes Mellitus." *Nutrition & Metabolism* 5, no. 1 (December 2008), doi: 10. 1186/1743-7075-5-36.

**与相关作者的访谈和通信**

Rosenbaum, Michael (July 2018)

**注释**

94. 74项随机控制实验: Aude 2004; Ballesteros-Pomar 2010; Bazzano 2014; Bradley 2009; Brehm 2003; Brehm 2005; Brinkworth 2004; Brinkworth 2009; Cardillo 2006; Daly 2006; Dansinger 2005; Das 2007; Davis 2009; De Luis 2009; De Luis 2012; Due 2004; Due 2008; Dyson 2007; Dyson 2010; Ebbeling 2007; Elhayany 2010; Esposito 2009; Farnsworth 2003; Foster 2003; Foster 2010; Frisch 2009; Galletly 2007; Gardner 2007; Guldbrand 2012; Haufe 2011; Iqbal 2010; Keogh 2008; Klemsdal 2010; Krauss 2006; Krebs 2012; Larsen 2011; Lasker 2008; Layman 2005; Layman 2009; Lim 2009; Luscombe 2002; Luscombe 2003; Luscombe-Marsh 2005; McAuley 2005; McAuley 2006; McLaughlin 2006; McLaughlin 2007; McMillan Price 2006; Meckling 2004; Morgan 2009; Nielsen 2005; Noakes 2005; Parker 2002; Rodríguez-Hernandez 2011; Ruth 2013; Sacks 2009; Samaha 2003; Saslow 2017; Seshadri 2004; Shai 2008; Stern 2004; Summer 2011; Swenson 2007; Tay 2008; Thomson 2010; Truby 2006; Tsaban 2017; Tsai 2005; Volek 2009; Wal 2007; Westman 2008; Wycherley 2012; Wycherley 2016; Yancy 2004.

94. 最终, 它们中的10个: Brinkworth 2009; Dansinger 2005; Davis 2009; Foster 2003; Gardner 2007; Iqbal 2010; Klemsdal 2010; McAuley 2006; Shai 2008; Stern 2004。

94. 这些研究中的大多数: 10项研究中的6项观察到, 低碳水饮食组在减重6个月后效果比其他组更显著, 但一年后则不那么显著 (Klemsdal 2010; Shai 2008; Gardner 2007; McAuley 2006; Stern 2004; Foster 2003)。有3项研究观察到了绝对值相同的结果, 但在6个月时并不具有统计学的显著性 (Iqbal 2010; Brinkworth 2009; Davis 2009)。丹辛格 (Dansinger, 2005) 的研究一直都没有观察到不同饮食组之间的差异。

95. 适应性生热作用: Rosenbaum, "Obesity."

95. 他最近的研究建议: Rosenbaum et al. , "Energy Intake in

Weight-Reduced Humans. "

## 23　养成新的习惯可以降低快碳水的吸引力

**来源**

**参考资料**

Brownell, Kelly D. , and Mark S. Gold. *Food and Addiction: A Comprehensive Handbook*. New York: Oxford University Press, 2012.

Coccurello, Roberto, and Mauro Maccarrone. "Hedonic Eating and the 'Delicious Circle': From Lipid-Derived Mediators to Brain Dopamine and Back. " *Frontiers in Neuroscience* 12 ( 2018 ): 271, doi: 10. 3389/fnins. 2018. 00271.

Cohen, D. A. , and S. H. Babey. "Contextual Influences on Eating Behaviours: Heuristic Processing and Dietary Choices. " *Obesity Reviews* 13, no. 9 ( May 3, 2012 ): 766 - 79, doi: 10. 1111/j. 1467 - 789x. 2012. 01001. x.

Kahlhöfer, J. , M. Lagerpusch, J. Enderle, B. Eggeling, et al. "Carbohydrate Intake and Glycemic Index Affect Substrate Oxidation during a Controlled Weight Cycle in Healthy Men. " *European Journal of Clinical Nutrition* 68, no. 9 ( September 2014 ): 1060–66.

Kessler, David. *The End of Overeating: Taking Control of the Insatiable American Appetite*. New York: Rodale, 2009.

Leigh, Sarah-Jane, and Margaret J. Morris. "The Role of Reward Circuitry and Food Addiction in the Obesity Epidemic: An Update. " *Biological Psychology* 131 ( January 2018 ): 31–42.

Lennerz, Belinda, and Jochen K. Lennerz. "Food Addiction, High-Glycemic-Index Carbohydrates, and Obesity. " *Clinical Chemistry* 64, no. 1 ( January 2018 ): 64–71.

Matsumoto, Nancy. "If Food Addiction Is Real, How Do We Treat Eating Disorders?" *Psychology Today*, April 25, 2011, https: //www. psychologytoday. com/us/blog/eating-disorders-news/201104/if-food-addiction-is-real-how-do-we-treat-eating-disorders.

Michaud, Andréanne, Uku Vainik, Isabel Garcia-Garcia, and Alain Dagher. "Overlapping Neural Endophenotypes in Addiction and Obesity. " *Frontiers in Endocrinology* 8 ( 2017 ): 127, doi: 10. 3389/fendo. 2017. 00127.

Novelle, Marta G. , and Carlos Diéguez. "Food Addiction and Binge Eating: Lessons Learned from Animal Models. " *Nutrients* 10, no. 1 (January 11, 2018): 71, doi: 10. 3390/nu10010071.

Pivarunas, Bernadette, and Bradley T. Conner. "Impulsivity and Emotion Dysregulation as Predictors of Food Addiction. " *Eating Behaviors* 19 (December 2015): 9-14

Raymond, Karren-Lee, and Geoff P. Lovell. "Food Addiction Associations with Psychological Distress among People with Type 2 Diabetes. " *Journal of Diabetes and Its Complications* 30, no. 4 (2015): 651-56.

——. "Food Addiction Symptomology, Impulsivity, Mood, and Body Mass Index in People with Type Two Diabetes. " *Appetite* 95 (December 1, 2015): 383-89.

Rossi, Mark A. , and Garret D. Stuber. "Overlapping Brain Circuits for Homeostatic and Hedonic Feeding. " *Cell Metabolism* 27, no. 1 (January 9, 2018): 42-56.

Schulte, Erica M. , Sonja Yokum, Marc N. Potenza, and Ashley N. Gearhardt. "Neural Systems Implicated in Obesity as an Addictive Disorder: From Biological to Behavioral Mechanisms. " *Progress in Brain Research* 223 (2016): 329-46, doi: 10. 1016/bs. pbr. 2015. 07. 011.

Shriner, Richard L. "Food Addiction: Detox and Abstinence Reinterpreted?" *Experimental Gerontology* 48, no. 10 (October 2013): 1068-74.

Sinha, Rajita. "Role of Addiction and Stress Neurobiology on Food Intake and Obesity. " *Biological Psychology* 131 (January 2018): 5-13.

Swarna Nantha, Yogarabindranath, Norafidza Ashiquin Abd Patah, and Mahalakshmi Ponnusamy Pillai. "Preliminary Validation of the Malay Yale Food Addiction Scale: Factor Structure and Item Analysis in an Obese Population. " *Clinical Nutrition ESPEN* 16 (December 2016): 42-47, https://doi. org/10. 1016/j. clnesp. 2016. 08. 001.

**与相关作者的访谈和通信**

O'Rahilly, Stephen (Oct. 2018)

**注释**

98. 使用启发式方法: Cohen and Babey, "Contextual Influences on Eating Behaviours. "

我要感谢金奈锡鲁塞里的马德拉斯糖尿病研究会主席兼主任维斯瓦内森·莫汉博士（博士、哲学博士）的帮助，让我聚焦于在第 24 章和第 25 章中讨论的许多研究中。尤其参见 V. Mohan, R. Unnikrishnan, S. Shobana, M. Malavika, et al. , "Are Excess Carbohydrates the Main Link to Diabetes and Its Complications in Asians?", *Indian Journal of Medical Research* 148 (2018)：531-38, 以及莫汉博士于 2018 年 6 月 25 日在 2018 年美国糖尿病协会年会上作的题为 "Defining a Healthy Diet—Do Fats or Carbohydrates Matter More?" 的报告。我也感激他好意分享了有关印度大米加工实践的信息。

**来源**

参考资料

Akhoundan, Mahdieh, Zhaleh Shadman, Parisa Jandaghi, Maryam Aboeerad, et al. "The Association of Bread and Rice with Metabolic Factors in Type 2 Diabetic Patients. " Ed. Stephen L. Atkin. *PLOS One* 11, no. 12 (December 22, 2016)：e0167921, doi：10. 1371/journal. pone. 0167921.

AlEssa, Hala B. , Shilpa N. Bhupathiraju, Vasanti S. Malik, Nicole M. Wedick, et al. "Carbohydrate Quality and Quantity and Risk of Type 2 Diabetes in US Women. " *American Journal of Clinical Nutrition* 102, no. 6 (November 4, 2015)：1543-53, doi：10. 3945/ajcn. 115. 116558.

Athauda, D. , and T. Foltynie. "Insulin Resistance and Parkinson's Disease：A New Target for Disease Modification?" *Progress in Neurobiology* 145-146 (October-November2016)：98-120, doi：10. 1016/j. pneurobio. 2016. 10. 001.

Balkau, B. , M. Shipley, R. J. Jarrett, K. Pyorala, et al. "High Blood Glucose Concentration Is a Risk Factor for Mortality in Middle-Aged Nondiabetic Men：20-Year Follow-Upin the Whitehall Study, the Paris Prospective Study, and the Helsinki Policemen Study. " *Diabetes Care* 21, no. 3 (March 1, 1998)：360-67, doi：10. 2337/diacare. 21. 3. 360.

Barclay, Alan W. , Peter Petocz, Joanna McMillan - Price, Victoria M. Flood, et al. "Glycemic Index, Glycemic Load, and Chronic Disease Risk：A Meta-Analysis of Observational Studies. " *American Journal of Clinical Nutrition* 87, no. 3 (March 1, 2008)：627 - 37, doi：10. 1093/

ajcn/87. 3. 627.

Bhupathiraju, Shilpa N. , Deirdre K. Tobias, Vasanti S. Malik, An Pan, etal. "Glycemic Index, Glycemic Load, and Risk of Type 2 Diabetes: Results from 3 Large US Cohorts and an Updated Meta-Analysis. " *American Journal of Clinical Nutrition* 100, no. 1 (July 2014): 218-32.

Coutinho, M. , H. C. Gerstein, Y. Wang, and S. Yusuf. "The Relationship between Glucose and Incident Cardiovascular Events: A Metaregression Analysis of Published Data from 20 Studies of 95, 783 Individuals Followed for 12. 4 Years. " *Diabetes Care* 22, no. 2 (February 1, 1999): 233-40, doi: 10. 2337/diacare. 22. 2. 233.

De Vegt, F. , J. M. Dekker, H. G. Ruhé, C. D. A. Stehouwer, et al. "Hyperglycaemia Is Associated with All-Causeand Cardiovascular Mortality in the Hoorn Population: The Hoorn Study. " *Diabetologia* 42, no. 8 (July 29, 1999): 926-31, doi: 10. 1007/s001250051249.

Dong, Jia-Yi, Lijun Zhang, Yong-Hong Zhang, and Li-Qiang Qin. "Dietary Glycaemic Index and Glycaemic Load in Relation to the Risk of Type 2 Diabetes: A Meta-Analysis of Prospective Cohort Studies. " *British Journal of Nutrition* 106, no. 11 (September 29, 2011), 1649 - 54, doi: 10. 1017/s000711451 100540x.

Figlewicz, D. P. , S. B. Evans, J. Murphy, M. Hoen, and D. G. Baskin. "Expression of Receptors for Insulin and Leptin in the Ventral Tegmental Area / Substantia Nigra (VTA/SN) of the Rat. " *Brain Research* 964, no. 1 (February 21, 2003): 107-15, doi: 10. 1016/s0006-8993 (02) 04087-8.

Gannon, M. C. , and F. Q. Nuttall. "Effect of a High-Protein, Low-Carbohydrate Diet on Blood Glucose Control in People with Type 2 Diabetes. " *Diabetes* 53, no. 9 (August 26, 2004): 2375 - 82, doi: 10. 2337/diabetes. 53. 9. 2375.

Greenwood, D. C. , D. E. Threapleton, C. E. L. Evans, C. L. Cleghorn, et al. "Glycemic Index, Glycemic Load, Carbohydrates, and Type 2 Diabetes: Systematic Review and Dose-Response Meta-Analysis of Prospective Studies. " *Diabetes Care* 36, no. 12 (November 21, 2013): 4166-71, doi: 10. 2337/dc13-0325.

Hu, Tian, Katherine T. Mills, Lu Yao, Kathryn Demanelis, et al.

"Effects of Low-Carbohydrate Diets versus Low-Fat Diets on Metabolic Risk Factors: A Meta-Analysis of Randomized Controlled Clinical Trials. " *American Journal of Epidemiology* 176, suppl. 7 (October 1, 2012): S44-S54, doi: 10. 1093/aje/kws264.

Livesey, Geoffrey, Richard Taylor, Helen F. Livesey, Anette E. Buyken, et al. "Dietary Glycemic Index and Load and the Risk of Type 2 Diabetes: Assessment of Causal Relations. " *Nutrients* 11, no. 6 (June 25, 2019): 1436, doi: 10. 3390/nu11061436.

Lockie, S. H. , and Z. B. Andrews. "The Hormonal Signature of Energy Deficit: Increasing the Value of Food Reward. " *Molecular Metabolism* 2, no. 4 (August 19, 2013): 329 - 36, doi: 10. 1016/j. molmet. 2013. 08. 003.

Ludwig, David. Lecture at the 24th Annual Winter World Congress on Anti-Aging Medicine, Las Vegas, NV, December 9-11, 2016.

Reynolds, Andrew, Jim Mann, John Cummings, Nicola Winter, et al. "Carbohydrate Quality and Human Health: A Series of Systematic Reviewsand Meta-Analyses. " *Lancet* 393, no. 10170 (February 2019): 434-45, doi: 10. 1016/s0140-6736 (18) 31809-9.

Sakurai, Masaru, Koshi Nakamura, Katsuyuki Miura, Toshinari Takamura, et al. "Dietary Carbohydrate Intake, Presence of Obesity, and the Incident Risk of Type 2 Diabetes in Japanese Men. " *Journal of Diabetes Investigation* 7, no. 3 (October 31, 2015): 343-51, doi: 10. 1111/jdi. 12433.

Saslow, Laura R. , Charlotte Summers, James E. Aikens, and David J. Unwin. "Outcomes of a Digitally Delivered Low-Carbohydrate Type 2 Diabetes Self-Management Program: 1-Year Results of a Single-Arm Longitudinal Study. " *JMIR Diabetes* 3, no. 3 (August 3, 2018): e12, doi: 10. 2196/diabetes. 9333.

Skytte, Mads J. , Amirsalar Samkani, Amy D. Petersen, Mads N. Thomsen, et al. " A Carbohydrate - Reduced High - Protein Diet Improves HbA1c and Liver Fat Content in Weight-Stable Participants with Type 2 Diabetes: A Randomised Controlled Trial. " *Diabetologia* 62, no. 11 (July 23, 2019): 2066-78, doi: 10. 1007/s00125-019-4956-4.

Thanarajah, Sharmili Edwin, Sandra Iglesias, Bojana Kuzmanovic, Lionel Rigoux, et al. "Modulation of Midbrain Neurocircuitry by Intranasal Insulin. " *Neuroimage* 194 ( July 2019 ) : 120-27.

Villegas, Raquel, Simin Liu, Yu-TangGao, Gong Yang, et al. "Prospective Study of Dietary Carbohydrates, Glycemic Index, Glycemic Load, and Incidenceof Type 2 Diabetes Mellitus in Middle-Aged Chinese Women. " *Archives of Internal Medicine* 167, no. 21 ( November 26, 2007 ) : 2310, doi : 10. 1001/archinte. 167. 21. 2310.

**与相关作者的访谈和通信**

Gannon, Mary ( Oct. 2019 )

Ludwig, David ( Nov. 2018 )

**注释**

104. 最近的证据表明 : Thanarajah et al. , "Modulation of Midbrain Neurocircuitry. "

105. 有些研究将日常饮食与新陈代谢压力关联起来 : Gannon and Nuttall, "Effect of a High-Protein, Low-Carbohydrate Diet. " ( 为了阅读方便, 图已经进行了修改 )

109. 在一项名为阿莱莎项目的大规模研究中 : AlEssa et al. , "Carbohydrate Quality and Quantity. "

110. 由布佩西雷朱牵头的研究 : Bhupathiraju et al. , "Glycemic Index. "

111. 拉克尔·维莱加斯博士 : Villegas et al. , "Prospective Study of Dietary Carbohydrates. "

111. 有关日本工厂工人的研究 : Sakurai et al. , "Dietary Carbohydrate Intake. "

## 25　食用快碳水可能导致代谢综合征

**来源**

参考资料

Bawden, Stephen, Mary Stephenson, Yirga Falcone, Melanie Lingaya, et al. "Increased Liver Fat and Glycogen Stores after Consumption of High versus Low Glycaemic Index Food : A Randomized Crossover Study. " *Diabetes, Obesity and Metabolism* 19, no. 1 ( September 29, 2016 ) : 70-77, doi : 10. 1111/dom. 12784.

Chiasson, Jean-Louis. "Acarbose for the Prevention of Diabetes, Hypertension, and Cardiovascular Disease in Subjects with Impaired Glucose

Tolerance: The Study to Prevent Non – Insulin – Dependent Diabetes Mellitus ( STOP – NIDDM ) Trial. " *Endocrine Practice* 12, suppl. no. 1 ( January 2006): 25–30.

Chiasson, Jean – Louis, Robert G. Josse, Ramon Gomis, Markolf Hanefeld, et al. " Acarbose Treatment and the Risk of Cardiovascular Diseaseand Hypertension in Patients with Impaired Glucose Tolerance. " *JAMA* 290, no. 4 ( July 23, 2003): 486–94, doi: 10. 1001/jama. 290. 4. 486.

DiNicolantonio, James J. , Jaikrit Bhutani, and James H. O'Keefe. " Acarbose: Safe and Effective for Lowering Postprandial Hyperglycaemia and Improving Cardiovascular Outcomes. " *Open Heart* 2, no. 1 ( October2015): e000327, doi: 10. 1136/openhrt–2015–000327.

Goldberg, Ira J. " Triglycerides and ASCVD in Patients with Diabetes and Insulin Resistance: Evidence Connecting Them and the Most Likely Mechanisms. " Lecture presented at the Endocrine's Society ENDO 2019, New Orleans, LA, March 26, 2019.

Hodson, Leanne. " The Influence of Dietary Fatty Acids on Liver Fat Content and Metabolism. " Lecture presented at Nutrition Society Winter Conference 2018, London, UK, December 4, 2018.

Lonardo, Amedeo, Stefano Ballestri, Giulio Marchesini, Paul Angulo, and Paola Loria. " Nonalcoholic Fatty Liver Disease: A Precursor of the Metabolic Syndrome. " *Digestive and Liver Disease* 47, no. 3 ( March 2015): 181–90.

McLaughlin, Tracey, Fahim Abbasi, Hee – Sun Kim, Cynthia Lamendola, et al. " Relationship between Insulin Resistance, Weight Loss, and Coronary Heart Disease Risk in Healthy, Obese Women. " *Metabolism* 50, no. 7 ( July 2001): 795–800, doi: 10. 1053/meta. 2001. 24210.

Meisinger, Christa, Susanne Rospleszcz, Elke Wintermeyer, Roberto Lorbeer, et al. " Isocaloric Substitution of Dietary Carbohydrate Intake with Fat Intake and MRI – Determined Total Volumes of Visceral, Subcutaneous, and Hepatic Fat Content in Middle–Aged Adults. " *Nutrients* 11, no. 5 ( May 23, 2019): 1151, doi: 10. 3390/nu11051151.

Park, Sunmin, Jaeouk Ahn, Nam – Soo Kim, and Byung – Kook Lee. " High Carbohydrate Diets Are Positively Associated with the Risk of Metabolic Syndrome Irrespective to Fatty Acid Composition in Women: The KNHANES

2007-2014. " *International Journal of Food Sciences and Nutrition* 68 , no. 4 ( November 8 , 2016 ) : 479-87, doi : 10. 1080/09637486. 2016. 1252318.

Petersen, K. F. " Mitochondrial Dysfunction in the Elderly : Possible Role in Insulin Resistance. " *Science* 300 , no. 5622 ( May 16 , 2003 ) : 1140- 42, doi : 10. 1126/science. 1082889.

Radhika, Ganesan, Rob M. Van Dam, Vasudevan Sudha, Anbazhagan Ganesan , and Viswanathan Mohan. " Refined Grain Consumption and the Metabolic Syndrome in Urban Asian Indians ( Chennai Urban Rural Epidemiology Study 57 ). " *Metabolism* 58 , no. 5 ( May 2009 ) : 675-81, doi : 10. 1016/ j. metabol. 2009. 01. 008.

Reaven, G. M. " Banting Lecture 1988. Role of Insulin Resistance in Human Disease. " *Diabetes* 37 , no. 12 ( December 1 , 1988 ) : 1595 - 607, doi : 10. 2337/diabetes. 37. 12. 1595.

——. *Clinician's Guide to Non - Insulin - Dependent Diabetes Mellitus : Pathogenesis and Treatment.* New York : Marcel Dekker, 1989.

Reaven, Gerald M. , and Jerrold M. Olefsky. " Increased Plasma Glucose and Insulin Responses to High - Carbohydrate Feedings in Normal Subjects. " *Journal of Clinical Endocrinology & Metabolism* 38 , no. 1 ( January 1974 ) : 151-54, doi : 10. 1210/jcem-38-1-151.

Reklou, Andromachi, Michael Doumas, Konstantinos Imprialos, Konstantinos Stavropoulos, et al. " Reduction of Vascular Inflammation, LDL-C, or Both for the Protection from Cardiovascular Events? " *Open Cardiovascular Medicine Journal* 12 ( 2018 ) : 29 - 40, doi : 10. 2174/1874192401812010029.

Schwarz, Jean-Marc, Susan M. Noworolski, Michael J. Wen, Artem Dyachenko, et al. " Effect of a High-Fructose Weight-Maintaining Diet on Lipogenesis and Liver Fat. " *Journal of Clinical Endocrinology & Metabolism* 100 , no. 6 ( June 2015 ) : 2434-42, doi : 10. 1210/jc. 2014-3678.

Shulman, Gerald I. " Mechanisms of Insulin Resistance Implications for Obesity, Lipodystrophy, and Type 2 Diabetes. " Banting Lecture deliveredat the 78th Scientific Sessions, American Diabetes Association, Orlando, FL, June 24 , 2018.

Sievenpiper, John L. " Dietary Modification in Diabetes : Carbs versus Calories. " Lecture presented at 2018 American Heart Association Scientific

Sessions, Chicago, IL, November 11, 2018.

——. "Health Benefits of Slowly Digestible Starches." Lecture presented at Institute of Food Technologists Meeting and Food Expo, New Orleans, LA, June 5, 2019.

Sugino, Ikumi, Koji Kuboki, Tomoko Matsumoto, Elichi Murakami, et al. "In fluence of Fatty Liver on Plasma Small, Dense LDL Cholesterol in Subjects with and without Metabolic Syndrome." *Journal of Atherosclerosis and Thrombosis* 18, no. 1 (2011): 1-7.

Tay, Jeannie, Martin I. de Bock, and Elizabeth J. Mayer-Davis. "Low-Carbohydrate Diets in Type 2 Diabetes." *Lancet Diabetes & Endocrinology* 7, no. 5 (May 2019): 331-33, doi: 10.1016/s2213-8587 (18) 30368-1.

Tay, Jeannie, Campbell H. Thompson, Natalie D. Luscombe-Marsh, Thomas P. Wycherley, et al. "Effects of an Energy-Restricted Low-Carbohydrate, High Unsaturated Fat/Low Saturated Fat Diet versusa High-Carbohydrate, Low-Fat Diet in Type 2 Diabetes: A 2-Year Randomized Clinical Trial." *Diabetes, Obesity and Metabolism* 20, no. 4 (April 2018): 858-71, doi: 10.1111/dom. 13164.

Tay, Jiahui. "Lifestyle Intervention Strategies for Diabetes Management." PhD dissertation, University of Adelaide, 2016.

**注释**

115. 杰拉德·舒尔曼教授: Shulman, "Mechanisms of Insulin Resistance Implications."

## 26 快碳水干扰脂肪代谢

**来源**

**参考资料**

Ebbeling, Cara B., Henry A. Feldman, Gloria L. Klein, Julia M. W. Wong, et al. "Effects of a Low-Carbohydrate Diet on Energy Expenditure during Weight Loss Maintenance: Randomized Trial." *BMJ* 363 (November 2018): 4583, https://doi.org/10.1136/bmj. k4583.

Hall, Kevin D. "Exploring New Assessments of Energy Intake." Lecture presented at Obesity Week presented by The Obesity Society (TOS) in partnership with the American Society for Metabolic and Bariatric Surgery

（ASMBS），Nashville，TN，November 13，2018.

———. "Macronutrients, Weight Loss, and Energy Expenditure. " Lecture presented at Obesity Week presented by The Obesity Society (TOS) in partnership with the American Society for Metabolic and Bariatric Surgery (ASMBS), Nashville, TN, November 14, 2018.

———. "A Review of the Carbohydrate-Insulin Model of Obesity. " *European Journal of Clinical Nutrition* 71, no. 3 (January 11, 2017): 323-26, doi: 10. 1038/ejcn. 2016. 260.

Tay, Jeannie. "Effects of a Low-Carbohydrate Diet on Energy Expenditure during Weight Loss Maintenance: Randomized Trial. " *American Journal of Clinical Nutrition* 102, no. 4 (October 2015): 780-90.

———. "Low-Carbohydrate Diets for the Metabolic Management of Adults with Type 2 Diabetes. " Lecture delivered at the 78th Scientific Sessions, American Diabetes Association, Orlando, FL, June 24, 2018.

Tay, Jeannie, Campbell H. Thompson, Natalie D. Luscombe-Marsh, Thomas P. Wycherley, et al. "Effects of an Energy-Restricted Low-Carbohydrate, High Unsaturated Fat / Low Saturated Fat Diet versus a High-Carbohydrate, Low-Fat Diet in Type 2 Diabetes: A 2-Year Randomized Clinical Trial. " *Diabetes Obesity and Metabolism* 20, no. 4 (April2018): 858-71.

**与相关作者的访谈和通信**

DeBosch, Brian (Dec. 2018)

Hall, Kevin (Nov. 2018)

Ludwig, David (Nov. 2018)

Parks, Elizabeth (Nov. 2018)

## 27 快碳水、肥胖症和糖尿病的恶性循环

**来源**

**参考资料**

Dabelea, Dana. "Towards Primordial Prevention of Diabetes in Youth. " Lecture presented at Shape the Future of Diabetes, IDF Congress 2019, BEXCO, Busan, South Korea, December 3, 2019.

Ebbeling, Cara B. , Henry A. Feldman, Gloria L. Klein, Julia M. W. Wong, et al. "Effects of a Low-Carbohydrate Diet on Energy Expenditure during Weight Loss Maintenance: Randomized Trial. " *BMJ* (November 14,

2018）：k4583，doi：10.1136/bmj.k4583.

Ishikawa, M. , M. L. Pruneda, B. Adams-Huet, and P. Raskin. "O-besity-Independent Hyperinsulinemia in Nondiabetic First-Degree Relatives of Individuals with Type 2 Diabetes. " *Diabetes* 47, no. 5（May 1, 1998）：788-92, doi：10.2337/diabetes.47.5.788.

Johnson, James D. "Caloric Restriction and Insulin. " Lecture presented at Endocrine Society ENDO 2019, New Orleans, LA, March 25, 2019.

Kahn, Barbara B. , and Jeffrey S. Flier. "Obesity and Insulin Resistance. " *Journal of Clinical Investigation* 106, no. 4（August 15, 2000）：473-81, doi：10.1172/jci10842.

Ludwig, David. *Always Hungry? Conquer Cravings, Retrain Your Fat Cells, and Lose Weight Permanently.* New York：Grand Central Life & Style, Hachette Book Group, 2016.

Ludwig, David S. , and Cara B. Ebbeling. "The Carbohydrate-Insulin Model of Obesity：Beyond 'Calories In, Calories Out. ' " *JAMA Internal Medicine* 178, no. 8（August 1, 2018）：1098-103, doi：10.1001/jamain-ternmed.2018.2933.

Mehran, Arya E. , Nicole M. Templeman, G. Stefano Brigidi, Gareth E. Lim, et al. "Hyperinsulinemia Drives Diet-Induced Obesity Independently of Brain Insulin Production. " *Cell Metabolism* 16, no. 6（December 2012）：723-37, doi：10.1016/j.cmet.2012.10.019.

Odeleye, O. E. , M. de Courten, D. J. Pettitt, and E. Ravussin. "Fasting Hyperinsulinemia Is a Predictor of Increased Body Weight Gain and Obesity in Pima Indian Children. " *Diabetes* 46, no. 8（August 1, 1997）：1341-45, doi：10.2337/diabetes.46.8.1341.

Prakash S. S. "Models That Explain the Cause of Obesity. " *Indian Journal of Endocrinology and Metabolism* 22（August 2018）：569-70, doi：10.4103/ijem.IJEM_67_18.

Shanik, M. H. , Y. Xu, J. Skrha, R. Dankner, et al. "Insulin Resistance and Hyperinsulinemia：Is Hyperinsulinemia the Cart or the Horse?" *Diabetes Care* 31, suppl. 2（January 28, 2008）：S262-268, doi：10.2337/dc08-s264.

Sigal, R. J. , M. El-Hashimy, B. C. Martin, J. S. Soeldner, et al. "Acute Postchallenge Hyperinsulinemia Predicts Weight Gain：A Prospective

Study." *Diabetes* 46, no. 6 (June 1, 1997): 1025-29, doi: 10.2337/diab.46.6.1025.

Templeman, Nicole M. "Effects of Insulin Gene Dosage on Murine Obesity and Lifespan." PhD dissertation, University of British Columbia, 2015.

Templeman, Nicole M., Søs Skovsø, Melissa M. Page, Gareth E. Lim, and James D. Johnson. "A Causal Role for Hyperinsulinemia in Obesity." *Journal of Endocrinology* 232, no. 3 (March 2017): R173-R183, doi: 10.1530/joe-16-0449.

Templeman, Nicole M., Stephane Flibotte, Jenny H. L. Chik, Sunita Sinha, et al. "Reduced Circulating Insulin Enhances Insulin Sensitivity in Old Mice and Extends Lifespan." *Cell Reports* 20, no. 2 (2017): 451-63.

Tricò, Domenico, Andrea Natali, Silva Arslanian, Andrea Mari, and Ele Ferrannini. "Identification, Pathophysiology, and Clinical Implications of Primary Insulin Hypersecretion in Nondiabetic Adults and Adolescents." *JCI Insight* 3, no. 24 (December 20, 2018), doi: 10.1172/jci.insight.124912.

**与相关作者的访谈和通信**

DeFronzo, Ralph A. (Oct. 2018)

Prakash, S. S. (July 2019)

**注释**

123. 并非唯一可能的模式: Johnson, "Caloric Restriction and Insulin."

## 28 我们有能力逆转代谢疾病

**来源**

**参考资料**

Sicat, Jeffrey M. "An Obesity Medicine Approach to Managing Diabetes and Weight-Related Complications." Lecture presented at the Obesity Medicine Association, Washington, DC, September 29, 2018.

Weisenberger, Jill. *Prediabetes: A Complete Guide.* Arlington, VA: American Diabetes Association, 2018.

**与相关作者的访谈和通信**

Ludwig, David (Nov. 2018)

## 来源

### 参考资料

Attuquayefio, Tuki N. , Iris Hovens, Alex Difeliceantonio, Michael Far-
rugia, et al. "Effects of Intranasal Insulin on Brain Connectivity and Cogni-
tion in Overweight/Obese Adolescents," http：//www. ssib. org/public/core
_routines/view_abstract_no. php? show_close_window=yes&abstractno=209.

　Attuquayefio, Tuki, Richard J. Stevenson, Megan J. Oaten, and Heath-
er M. Francis. "A Four-Day Western-Style Dietary Intervention Causes Re-
ductions in Hippocampal-Dependent Learning and Memory and Interoceptive
Sensitivity." Ed. Lin Lu. *PLOS One* 12, no. 2 (February 23, 2017)：
e0172645, doi：10. 1371/journal. pone. 0172645.

　Biagi, Elena, Marco Candela, Claudio Franceschi, and Patrizia Brigidi.
"The Aging Gut Microbiota：New Perspectives." *Ageing Research
Reviews* 10, no. 4 (2011)：428-29.

　Biagi, Elena, Claudio Franceschi, Simone Rampelli, Marco Severgnini,
et al. "Gut Microbiota and Extreme Longevity." *Current Biology* 26, no. 11
(2016)：1480-85.

　Biagi, Elena, Lotta Nylund, Marco Candela, Rita Ostan, et al.
"Through Ageing, and Beyond：Gut Microbiota and Inflammatory Status in
Seniors and Centenarians." *PLOS One* 5, no. 5 (2010)：e10667.

　Biessels, Geert Jan, Mark W. J. Strachan, Frank L. J. Visseren, L.
Jaap Kappelle, and Rachel A. Whitmer. "Dementia and Cognitive Decline in
Type 2 Diabetes and Prediabetic Stages：Towards Targeted Interventions,"
*Lancet Diabetes & Endocrinology* 2, no. 3 (March 2014)：246-55, doi：
10. 1016/s2213-8587 (13) 70088-3.

　Boles, Annette, Ramesh Kandimalla, and P. Hemachandra Reddy.
"Dynamics of Diabetes and Obesity：Epidemiological Perspective." *Biochimi-
ca et Biophysica Acta (BBA)—Molecular Basis of Disease* 1863, no. 5
(2017)：1026-36.

　Bowers, Laura W. , Emily L. Rossi, Ciara H. O'Flanagan, Linda A.
de-Graffenried, and Stephen D. Hursting. "The Role of the Insulin/IGF Sys-

tem in Cancer: Lessons Learned from Clinical Trials and the Energy Balance-Cancer Link." *Frontiers in Endocrinology* 6 (May 15, 2015), doi: 10. 3389/fendo. 2015. 00077.

Boyt, A. A., Kevin Taddei, J. Hallmayer, E. Helmerhorst, et al. "The Effect of Insulin and Glucose on the Plasma Concentration of Alzheimer's Amyloid Precursor Protein." *Neuroscience* 95, no. 3 (1999): 727–34.

Calle, Eugenia E., Carmen Rodriguez, Kimberly Walker-Thurmond, and Michael J. Thun. "Overweight, Obesity, and Mortality from Cancer in a Prospectively Studied Cohort of U. S. Adults." *New England Journal of Medicine* 348, no. 17 (April 24, 2003): 1625 – 38, doi: 10. 1056/nejmoa021423.

Cevenini, Elisa, Daniela Monti, and Claudio Franceschi. "Inflamm-ageing." *Current Opinion in Clinical Nutrition & Metabolic* Care 16, no. 1 (2013): 14–20.

Chunchai, Titikorn, Bencharunan Samniang, Jirapas Sripetchwandee, Hiranya Pintana, et al. "Vagus Nerve Stimulation Exerts the Neuroprotective Effects in Obese-Insulin Resistant Rats, Leading to the Improvement of Cognitive Function." *Scientific Reports* 6, no. 1 (May 26, 2016), doi: 10. 1038/srep26866.

Collino, Sebastiano, Ivan Montoliu, François-Pierre J. Martin, Max Scherer, et al. "Metabolic Signatures of Extreme Longevity in Northern Italian Centenarians Reveal a Complex Remodeling of Lipids, Amino Acids, and Gut Microbiota Metabolism." *PLOS One* 8, no. 3 (2013): e56564.

Craft, Suzanne, Sanjay Asthana, David G. Cook, Laura D. Baker, et al. "Insulin Dose-Response Effects on Memory and Plasma Amyloid Precursor Protein in Alzheimer's Disease: Interactions with Apolipoprotein E Genotype." *Psychoneuroendocrinology* 28, no. 6 (2003): 809–22.

Crane, Paul K., Rod Walker, Rebecca A. Hubbard, Ge Li, et al. "Glucose Levels and Risk of Dementia." *New England Journal of Medicine* 369, no. 6 (2013): 540–48.

De Felice, Fernanda G. "Alzheimer's Disease and Insulin Resistance: Translating Basic Science into Clinical Applications." *Journal of Clinical Investigation* 123, no. 2 (2013): 531–39.

Eriksson, Joel, Robin Haring, Niels Grarup, Liesbeth Vandenput, et al.

"Causal Relationship between Obesity and Serum Testosterone Status in Men: A Bi-Directional Mendelian Randomization Analysis." Ed. Cheng Hu. *PLOS One* 12, no. 4 (April 27, 2017): e0176277, doi: 10.1371/journal. pone. 0176277.

Fernandez, Ana M., and Ignacio Torres-Alemán. "The Many Faces of Insulin-Like Peptide Signaling in the Brain." *Nature Reviews Neuroscience* 13, no. 4 (2012): 225-39.

Ferreira, Laís S. S., Caroline S. Fernandes, Marcelo N. N. Vieira, and Fernanda G. De Felice. "Insulin Resistance in Alzheimer's Disease." *Frontiersin Neuroscience* 12 (November 2018): 830, https://doi.org/ 10.3389/fnins.2018.00830.

Ferroni, P., S. Riondino, A. Laudisi, I. Portarena, et al. "Pretreatment Insulin Levels as a Prognostic Factor for Breast Cancer Progression." *Oncologist* 21, no. 9 (July 7, 2016): 1041-49, doi: 10.1634/theoncologist. 2015-0462.

Franceschi, Claudio, and Judith Campisi. "Chronic Inflammation (Inflammaging) and Its Potential Contribution to Age-Associated Diseases." *Journals of Gerontology Series A: Biomedical Sciences and Medical Sciences* 69, suppl. 1 (2014): S4-S9.

Franceschi, Claudio, Paolo Garagnani, Paolo Parini, Cristina Giuliani, and Aurelia Santoro. "Inflammaging: A New Immune-Metabolic Viewpoint for Age-Related Diseases." *Nature Reviews Endocrinology* 14, no. 10 (2018): 576-90.

Franceschi, Claudio, Paolo Garagnani, Giovanni Vitale, Miriam Capri, and Stefano Salvioli. "Inflammaging and 'Garb-aging.'" *Trends in Endocrinology & Metabolism* 28, no. 3 (2017): 199-212.

Fulop, Tamas, Jacek M. Witkowski, Fabiola Olivieri, and Anis Larbi. "The Integration of Inflammaging in Age-Related Diseases." *Seminars in Immunology* 40 (2018): 17-35, https://doi.org/10.1016/j.smim. 2018.09.003.

Giovannucci, Edward L. "Diet, Physical Activity, Metabolic Health, and Cancer Prevention." Lecture presented at American Association for Cancer Research Annual Meeting, Atlanta, GA, March 29-April 3, 2019.

Goodwin, P. J. "Fasting Insulin and Outcome in Early-Stage Breast

Cancer: Results of a Prospective Cohort Study. " *Journal of Clinical Oncology* 20, no. 1 (January 1, 2002): 42–51, doi: 10. 1200/jco. 20. 1. 42.

Gregor, Margaret F. , and Gökhan S. Hotamisligil. "Inflammatory Mechanisms in Obesity. " *Annual Review of Immunology* 29 (2011): 415–445.

Groussin, M. , F. Mazel, J. G. Sanders, C. S. Smillie, et al. "Unraveling the Processes Shaping Mammalian Gut Microbiomes over Evolutionary Time. " *Nature Communications* 8 (February 23, 2017): 14319, doi: 10. 1038/ncomms14319.

Hammoud, Ahmad, Mark Gibson, Steven C. Hunt, Ted D. Adams, et al. "Effect of Roux–En–Y Gastric Bypass Surgery on the Sex Steroids and Quality of Life in Obese Men. " *Journal of Clinical Endocrinology & Metabolism* 94, no. 4 (April 2009): 1329–32, doi: 10. 1210/jc. 2008–1598.

Ikram, M. Arfan, Guy G. O. Brusselle, Sarwa Darwish Murad, Cornelia M. van Duijn, et al. "The Rotterdam Study: 2018 Update on Objectives, Design, and Main Results. " *European Journal of Epidemiology* 32, no. 9 (2017): 807–50.

Lauby – Secretan, Béatrice, Chiara Scoccianti, Dana Loomis, Yann Grosse, et al. "Body Fatness and Cancer: Viewpoint of the IARC Working Group. " *New England Journal of Medicine* 375, no. 8 (August 25, 2016): 794–98, doi: 10. 1056/nejmsr1606602.

Lee, Yun Kyung, and Sarkis K. Mazmanian. "Has the Microbiota Played a Critical Role in the Evolution of the Adaptive Immune System?" *Science* 330, no. 6012 (2010): 1768–73.

McCaffrey, Pat. "Trials of Diabetes – Related Therapies: Mainly a Bust. " ALZFORUM, November 20, 2018, https://www. alzforum. org/news/conference-coverage/trials-diabetes-related-therapies-mainly-bust.

Moeller, Andrew H. , Alejandro Caro-Quintero, Deus Mjungu, Alexander V. Georgiev, et al. "Cospeciation of Gut Microbiota with Hominids. " *Science* 353, no. 6297 (2016): 380–82.

Omana, Juan Javier, Ronald Tamler, Erica Strohmayer, Daniel Herron, and Subhash Kini. "Sex Hormone Levels in Men Undergoing Bariatric Surgery. " *Journal of the American College of Surgeons* 209, no. 3 (September 2009): S22–S23, doi: 10. 1016/j. jamcollsurg. 2009. 06. 042.

Pellitero, Silvia, Izaskun Olaizola, Antoni Alastrue, Eva Martínez, et al. "Hypogonadotropic Hypogonadism in Morbidly Obese Males Is Reversed after Bariatric Surgery. " *Obesity Surgery* 22, no. 12 ( August 25, 2012): 1835–42, doi: 10. 1007/s11695–012–0734–9.

Razay, George, Anthea Vreugdenhil, and Gordon Wilcock. "Obesity, Abdominal Obesity, and Alzheimer Disease. " *Dementia and Geriatric Cognitive Disorders* 22, no. 2 (2006): 173–76.

Riederer, Peter, Amos D. Korczyn, Sameh S. Ali, Ovidiu Bajenaru, et al. "The Diabetic Brain and Cognition. " *Journal of Neural Transmission* 124, no. 11 ( November 2017): 1431–54, doi: 10. 1007/s00702–017–1763–2.

Reis, L. O., W. J. Favaro, G. C. Barreiro, L. C. De Oliveira, et al. "Erectile Dysfunction and Hormonal Imbalance in Morbidly Obese Male Is Reversed after Gastric Bypass Surgery: A Prospective Randomized Controlled Trial. " *International Journal of Andrology* 33, no. 5 ( August 31, 2010): 736–44, doi: 10. 1111/j. 1365–2605. 2009. 01017. x.

Ruiz, Henry H. , Tiffany Chi, Andrew C. Shin, Claudia Lindtner, et al. "Increased Susceptibility to Metabolic Dysregulation in a Mouse Model of Alzheimer's Disease Is Associated with Impaired Hypothalamic Insulin Signaling and Elevated BCAA Levels. " *Alzheimer's and Dementia* 12, no. 8 ( August 2016): 851–61, https: //doi. org/10. 1016/j. jalz. 2016. 01. 008.

Saiyasit, Napatsorn, Jirapas Sripetchwandee, Nipon Chattipakorn, and Siriporn C. Chattipakorn. "Potential Roles of Neurotensin on Cognitionin Conditions of Obese–Insulin Resistance. " *Neuropeptides* 72 ( December 2018): 12–22, doi: 10. 1016/j. npep. 2018. 09. 002.

Secord, Angeles Alvarez, Vic Hasselblad, Vivian E. Von Gruenigen, Paola A. Gehrig, et al. "Body Mass Index and Mortality in Endometrial Cancer: A Systematic Review and Meta–Analysis. " *Gynecologic Oncology* 140, no. 1 ( January 2016): 184–90, doi: 10. 1016/j. ygyno. 2015. 10. 020.

Stoeckel, Luke E. , Zoe Arvanitakis, Sam Gandy, Dana Small, et al. "Complex Mechanisms Linking Neurocognitive Dysfunction to Insulin Resistance and Other Metabolic Dysfunction. " *F1000Research* 5 ( June 2, 2016): 353, doi: 10. 12688/f1000research. 8300. 2.

Stranahan, Alexis M. , Shuai Hao, Aditi Dey, Xiaolin Yu, and Babak Baban. "Blood–Brain Barrier Breakdown Promotes Macrophage Infiltration and Cognitive Impairment in Leptin Receptor‑Deficient Mice. " *Journal of Cerebral Blood Flow & Metabolism* 36, no. 12 ( July 20, 2016 ): 2108‑21, doi: 10. 1177/0271678x16642233.

Tabung, Fred K. , Li Liu, Weike Wang, Teresa T. Fung, et al. "Association of Dietary Inflammatory Potential with Colorectal Cancer Risk in Men and Women. " *JAMA Oncology* 4, no. 3 ( March 1, 2018 ): 366‑73, doi: 10. 1001/jamaoncol. 2017. 4844.

Tabung, Fred K. , Weike Wang, Teresa T. Fung, Stephanie A. Smith‑Warner, et al. "Association of Dietary Insulinemic Potential and Colorectal Cancer Risk in Men and Women. " *American Journal of Clinical Nutrition* 108, no. 2 ( June 12, 2018 ): 363‑70, doi: 10. 1093/ajcn/nqy093.

Talbot, Konrad, Hoau‑YanWang, Hala Kazi, Li‑Ying Han, et al. "Demonstrated Brain Insulin Resistance in Alzheimer's Disease Patients Is Associated with IGF‑1 Resistance, IRS‑1 Dysregulation, and Cognitive Decline. " *Journal of Clinical Investigation* 122, no. 4 ( 2012 ): 1316‑38.

Tangestani Fard, Masoumeh, and Con Stough. "A Review and Hypothesized Model of the Mechanisms That Underpin the Relationship between Inflammation and Cognition in the Elderly. " *Frontiers in Aging Neuroscience* 11 ( March 13, 2019 ), doi: 10. 3389/fnagi. 2019. 00056.

Tumminia, Andrea, Federica Vinciguerra, Miriam Parisi, and Lucia Frittitta. "Type 2 Diabetes Mellitus and Alzheimer's Disease: Role of Insulin Signalling and Therapeutic Implications. " *International Journal of Molecular Sciences* 19, no. 11 ( October 24, 2018 ): 3306, doi: 10. 3390/ijms19113306.

Vitale, Giovanni, Stefano Salvioli, and Claudio Franceschi. "Oxidative Stress and the Ageing Endocrine System. " *Nature Reviews Endocrinology* 9, no. 4 ( 2013 ): 228‑40.

Wahdan‑Alaswad, Reema, Zeying Fan, Susan M. Edgerton, Bolin Liu, et al. "Glucos Promotes Breast Cancer Aggression and Reduces Metformin Efficacy. " *Cell Cycle* 12 no. 24 ( December 15, 2013 ): 3759‑69, doi: 10. 4161/cc. 26641.

Watson, G. Stennis, and Suzanne Craft. "The Role of Insulin Resistance in Age‑Related Cognitive Decline and Dementia. " In *Diabetes and the Brain*, ed. Geert Jan Biessels and Jose A. Luchsinger, 433‑57. New York: Humana Press, 2009, doi: 10. 1007/978‑1‑60327‑850‑8_ 18.

与相关作者的访谈和通信

Giovannucci, Edward L. (Sept. 2019)

Mucke, Lennart (July 2019)

Willette, Auriel A. (July 2019)

30-31　建议：降低低密度脂蛋白水平以预防心脏病

　　　　低密度脂蛋白导致心脏病

**来源**

参考资料

Bhanpuri, Nasir H. , Sarah J. Hallberg, Paul T. Williams, Amy L. McKenzie, et al. "Cardiovascular Disease Risk Factor Responses to a Type 2 Diabetes Care Model Including Nutritional Ketosis Induced by Sustained Carbohydrate Restriction at 1 Year: An Open Label, Non-Randomized, Controlled Study. " *Cardiovascular Diabetology* 17, no. 1 (May 2018): 56, doi: 10. 1186/s12933-018-0698-8.

Bittner, Vera A. , and Marc S. Sabatine. "How Aggressively Do We Lower LDL-C and for Which Patients. " Lecture presented at Cardiometabolic Health Congress, Boston, MA, October 26, 2018.

Cardoso, Rhanderson, Joban Vaishnav, Seth Shay Martin, and Roger S. Blumenthal. "How Low Should We Decrease LDL-Cholesterol in a Cost-Effective Manner?" *American College of Cardiology* (February 16, 2018), https://www. acc. org/latest - in - cardiology/articles/2018/02/16/09/31/ how-low-should-we-decrease-ldl-cholesterol-in-a-cost-effective-manner https://www. acc. org.

Clifton, P. M. , and J. B. Keogh. "A Systematic Review of the Effect of Dietary Saturated and Polyunsaturated Fat on Heart Disease. " *Nutrition*, *Metabolism and Cardiovascular Diseases* 27, no. 12 (December 2017): 1060-80, doi: 10. 1016/j. numecd. 2017. 10. 010.

Ference, Brian A. , Henry N. Ginsberg, Ian Graham, Kausik K. Ray, et al. "Low-Density Lipoproteins Cause Atherosclerotic Cardiovascular Disease. 1. Evidence from Genetic, Epidemiologic, and Clinical Studies. A Consensus Statement from the European Atherosclerosis Society Consensus Panel. " *European Heart Journal* 38, no. 32 (April 24, 2017): 2459-72, doi: 10. 1093/eurheartj/ehx144.

Ferrieres, Jean, Gaetano Maria De Ferrari, Michel P. Hermans, Moses Elisaf, et al. "Predictors of LDL-Cholesterol Target Value Attainment Differ in Acute and Chronic Coronary Heart Disease Patients: Results from DYSIS II Europe." *European Journal of Preventive Cardiology* 25, no. 18 (December 2018): 1966-76, https://doi.org/10. 1177/2047487318806359.

Hunninghake, D. B. , E. A. Stein, and C. A. Dujavne. "The Efficacy of Intensive Dietary Therapy Alone or Combined with Lovastatin in Outpatients with Hypercholesterolemia." *Journal of Cardiopulmonary Rehabilitation* 13, no. 6 (November 1993): 440-41, doi: 10. 1097/00008483-199311000-00013.

Krauss, Ronald M. "Dietary Fats vs. Carbohydrates: Impact on CVD Risk." Lecture presented at the World Congress on Insulin Resistance, Diabetes & Cardiovascular Disease, Los Angeles, CA, November 29-December 1, 2018.

Mach, François, Colin Baigent, Alberico L. Catapano, Konstantinos C. Koskinas, et al. "2019 ESC/EAS Guidelines for the Management of Dyslipidaemias: *Lipid Modification to Reduce Cardiovascular Risk*: The Task Force for the Management of Dyslipidaemias of the European Society of Cardiology (ESC) and European Atherosclerosis Society (EAS)." *European Heart Journal* ehz455 (August 2019), doi. org/10. 1093/eurheartj/ehz455.

Martin, Seth S. "Statin Intensity for Primary Prevention: How Much Is Enough? More Intense." Lecture presented at the American College of Cardiology Annual Scientific Session and Expo, New Orleans, LA, March 2019.

Nasir, Khurram. "Statin Intensity for Primary Prevention: How Much Is Enough?" Lecture presented at the American College of Cardiology Annual Scientific Session and Expo, New Orleans, LA, March 2019.

Nesto, Richard. "Changing the Face of Cardiovascular Disease in Diabetes." Lecture presented at the American Association of Clinical Endocrinologists, Boston, MA, May 20, 2018.

Oppenheimer, Gerald M. , and I. Daniel Benrubi. "McGovern's Senate Select Committee on Nutrition and Human Needs versus the Meat Industryon the Diet-Heart Question (1976-1977)." *American Journal of Public Health* 104 (2014): 59-69, doi. org/10. 2105/AJPH. 2013. 301464.

Sacks, Frank M. , Alice H. Lichtenstein, Jason H. Y. Wu, Lawrence

J. Appel, et al. "Dietary Fats and Cardiovascular Disease: A Presidential Advisory from the American Heart Association." *Circulation* 136, no. 3 (June 2017): e1-e23.

Severson, Tracy, Penny M. Kris-Etherton, Jennifer G. Robinson, and John R. Guyton. "Roundtable Discussion: Dietary Fats in Prevention of Atherosclerotic Cardiovascular Disease." *Journal of Clinical Lipidology* 12, no. 3 (June 2018): 574-82.

有关前面引用的费伦斯、金斯伯格等人的研究（Ference, Ginsberg, et al.），请特别注意表 I 中确立低密度脂蛋白和动脉粥样硬化性心血管疾病之间因果关系的布拉德福德·希尔标准，以及该表中引用的以下参考文献：

Baigent, C., M. J. Landray, C. Reith, J. Emberson, et al. "The Effects of Lowering LDL Cholesterol with Simvastatin plus Ezetimibe in Patients with Chronic Kidney Disease (Study of Heart and Renal Protection): A Randomised Placebo-Controlled Trial." *Lancet* 377 (2011): 2181-92.

Benn, M., G. F. Watts, A. Tybjærg-Hansen, and B. G. Nordestgaard. "Mutations Causative of Familial Hypercholesterolaemia: Screening of 98, 098 Individuals from the Copenhagen General Population Study Estimated a Prevalence of 1 in 217." *European Heart Journal* 37 (2016): 1384-94.

Boekholdt, S. M., B. J. Arsenault, S. Mora, T. R. Pedersen, et al. "Association of LDL Cholesterol, Non-HDL Cholesterol, and Apolipoprotein B Levels with Risk of Cardiovascular Events among Patients Treated with Statins: A Meta-Analysis." *JAMA* 307 (2012): 1302-9.

Buchwald, H., R. L. Varco, J. P. Matts, J. M. Long, et al. "Effect of Partial Ileal By-Pass Surgery on Mortality and Morbidity from Coronary Heart Disease in Patients with Hypercholesterolemia: Report of the Program on the Surgical Control of the Hyperlipidemias (POSCH)." *New England Journal of Medicine* 323 (1990): 946-55.

Cannon, C. P., M. A. Blazing, R. P. Giugliano, A. McCagg, et al. "Ezetimibe Added to Statin Therapy after Acute Coronary Syndromes." *New England Journal of Medicine* 372 (2015): 2387-97.

CARDIoGRAMplusC4D Consortium. "A Comprehensive 1000 Genomes-Based Genome-Wide Association Meta-Analysis of Coronary Artery Disease." *Nature Genetics* 47 (2015): 1121-30.

Cholesterol Treatment Trialists' (CTT) Collaboration, C. Baigent, L. Blackwell, J. Emberson, et al. "Efficacy and Safety of More Intensive Lowering of LDL Cholesterol: A Meta-Analysis of Data from 170 000 Participants in 26 Randomised Trials. " *Lancet* 376 (2010): 1670-81.

Cohen, J. C. , E. Boerwinkle, T. H. Mosley Jr. , and H. H. Hobbs. "SequenceVariations in PCSK9, Low LDL, and Protection against Coronary Heart Disease. " *New England Journal of Medicine* 354 (2006): 1264-72.

Collins, R. , C. Reith, J. Emberson, J. Armitage, et al. "Interpretation of the Evidence for the Efficacy and Safety of Statin Therapy. " *Lancet* 388 (2016): 2532-61.

Cuchel, M. , E. Bruckert, H. N. Ginsberg, F. J. Raal, et al. "Homozygous Familial Hypercholesterolaemia: New Insights and Guidance for Clinicians to Improve Detection and Clinical Management. A Position Paper from the Consensus Panel on Familial Hypercholesterolaemia of the European Atherosclerosis Society. " *European Heart Journal* 35 (2014): 2146-57.

Emerging Risk Factors Collaboration, E. Di Angelantonio, P. Gao, L. Pennells, et al. "Lipid - Related Markers and Cardiovascular Disease Prediction. " *JAMA* 307 (2012): 2499-506.

Ference, B. A. , F. Majeed, R. Penumetcha, J. M. Flack, and R. D. Brook. "Effect of Naturally Random Allocation to Lower Low-Density Lipoprotein Cholesterol on the Risk of Coronary Heart Disease Mediated by Polymorphismsin NPC1L1, HMGCR, or Both: A 2 x 2 Factorial Mendelian Randomization Study. " *Journal of the American College of Cardiology* 65 (2015): 1552-61.

Ference, B. A. , J. G. Robinson, R. D. Brook, A. L. Catapano, et al. "Variation in PCSK9 and HMGCR and Risk of Cardiovascular Disease and Diabetes. " *New England Journal of Medicine* 375 (2016): 2144-53.

Ference, B. A. , W. Yoo, I. Alesh, N. Mahajan, et al. "Effect of Long-Term Exposure to Lower Low-Density Lipoprotein Cholesterol Beginning Early in Life on the Risk of Coronary Heart Disease: A Mendelian Randomization Analysis. " *Journal of the American College of Cardiology* 60 (2012): 2631-39.

Holmes, M. V. , F. W. Asselbergs, T. M. Palmer, F. Drenos, et al. "Mendelian Randomization of Blood Lipids for Coronary Heart Disease. " *Eu-*

*ropean Heart Journal* 36 (2015): 539-50.

Khera, A. V. , H. H. Won, G. M. Peloso, K. S. Lawson, et al. "DiagnosticYield of Sequencing Familial Hypercholesterolemia Genes in Patients with Severe Hypercholesterolemia. " *Journal of the American College of Cardiology* 67 (2016): 2578-89.

Lauridsen, B. K. , S. Stender, R. Frikke-Schmidt, B. G. Nordestgaard, and A. Tybjærg-Hansen. "Genetic Variation in the Cholesterol Transporter NPC1L1, Ischemic Vascular Disease and Gallstone Disease. " *European Heart Journal* 36 (2015): 1601-8.

Linsel-Nitschke, P. , A. Götz, J. Erdmann, I. Braenne, et al. "Lifelong Reduction of LDL-Cholesterol Related to a Common Variant in the LDL-Receptor Gene Decreases the Risk of Coronary Artery Disease: A Mendelian Randomisation Study. " *PLOS One* 3 (2008): e2986.

Lipid Research Clinics Program. "The Lipid Research Clinics Coronary Primary Prevention Trial Results: Reduction in the Incidence of Coronary Artery Disease. " *JAMA* 251 (1984): 351-64.

Nicholls, S. J. , R. Puri, T. Anderson, C. M. Ballantyne, et al. "Effect of Evolocu-mabon Progression of Coronary Disease in Statin-Treated Patients: The GLAGOV Randomized Clinical Trial. " *JAMA* 316 (2016): 2373-84.

Nordestgaard, B. G. , M. J. Chapman, S. E. Humphries, H. N. Ginsberg, et al. "Familial Hypercholesterolaemia Is Underdiagnosed and Undertreated in the General Population: Guidance for Clinicians to Prevent Coronary Heart Disease. Consensus Statement of the European Atherosclerosis Society. " *European Heart Journal* 34 (2013): 3478-90.

Prospective Studies Collaboration, S. Lewington, G. Whitlock, R. Clarke, et al. "Blood Cholesterol and Vascular Mortality by Age, Sex, and Blood Pressure: A Meta-Analysis of Individual Data from 61 Prospective Studies with 55 000 Vascular Deaths. " *Lancet* 370 (2007): 1829-39.

Raal, F. J. , G. J. Pilcher, R. Waisberg, E. P. Buthelezi, et al. "Low-Density Lipoprotein Cholesterol Bulk Is the Pivotal Determinant of Atherosclerosis in Familial Hypercholesterolemia. " *American Journal of Cardiology* 83 (1999): 1330-33.

Sabatine, M. S. , R. P. Giugliano, A. C. Keech, N. Honarpour, et

快碳水、慢碳水

al. "Evolocumab and Clinical Outcomes in Patients with Cardiovascular Disease." *New England Journal of Medicine* 376, no. 18 (2017), doi: 10. 1056/NEJMoa1615664.

Sabatine, M. S. , R. P. Giugliano, A. C. Keech, N. Honarpour, et al. "Rationale and Design of the Further Cardiovascular Outcomes Research with PCSK9 Inhibition in Subjects with Elevated Risk (FOURIER) Trial. " *American Heart Journal* 173 (2016): 94-101.

Schmidt, H. H. , S. Hill, E. V. Makariou, I. M. Feuerstein, et al. "Relationship of Cholesterol-Year Score to Severity of Calcific Atherosclerosis and Tissue Deposition in Homozygous Familial Hypercholesterolemia. " *American Journal of Cardiology* 77 (1996): 575-80.

Silverman, M. G. , B. A. Ference, K. Im, S. D. Wiviott, et al. "Association between Lowering LDL-C and Cardiovascular Risk Reduction among Different Therapeutic Interventions: A Systematic Review and Meta-Analysis. " *JAMA* 316 (2016): 1289-97.

Wiegman, A. , S. S. Gidding, G. F. Watts, M. J. Chapman, et al. "Familial Hyper-Cholesterolaemia in Children and Adolescents: Gaining Decades of Life by Optimizing Detection and Treatment. " *European Heart Journal* 36 (2015): 2425-37.

**与相关作者的访谈和通信**

Ballantyne, Christie (Oct. 2018)

Ference, Brian (June 2019)

Guyton, John R. (Oct. 2018)

Kane, John (Dec. 2018.

Martin, Seth (Nov. 2018)

Matry, Manuel (Oct. 2018)

Robinson, Jennifer G. (Nov. 2018)

Temple, Robert (May 2019, Oct. 2019)

**注释**

138. "你应该把它降到多低?": Cardoso et al. , "How Low Should We Decrease LDL-Cholesterol?"

139. 水平在 112 甚至更高: Ferrieres et al. , "Predictors. "

139. 麦戈文委员会意识到: Oppenheimer and Benrubi, "McGovern's Senate Select Committee. "

140. 检视了一批研究：Clifton and Keogh，"Systematic Review."

140. 整合了来自 67 项研究的数据：同上。

141. 欧洲心脏病学会的会议：Ference et al.，"Low-Density Lipoproteins."

142. 基因突变的患者：同上。

142. 涉及超过 200 万的受试者：同上。

142. "显著的一致性"相关：同上。

143. 低密度脂蛋白和其他含有载脂蛋白 B 的脂蛋白：Mach et al.，"2019 ESC/EAS Guidelines."

143. "绝对不存在某个低密度脂蛋白水平"：Nesto，"Changing the Face of Cardiovascular Disease."

## 32　少吃淀粉可减少食盐摄入量并降低血压

**来源**

参考资料

Arnett, Donna K., Roger S. Blumenthal, Michelle A. Albert, Andrew B. Buroker, et al. "2019 ACC/AHA Guideline on the Primary Prevention of Cardiovascular Disease: A Report of the American College of Cardiology / American Heart Association Task Force on Clinical Practice Guidelines." *Circulation* 140, no. 11 (March 17, 2019): e596–e646.

Arnett, Donna K., Amit Khera, and Roger S. Blumenthal. "2019 ACC/AHA Guideline on the Primary Prevention of Cardiovascular Disease: Part 1, Lifestyle and Behavioral Factors." *JAMA Cardiology* 4, no. 10 (October 1, 2019): 1043–44.

Burnier, Michel. "A Pinch of Salt: Is Low Really Good for All?" Paper presented at the European Society of Cardiology Congress 2019 together with the World Congress of Cardiology, Paris, France, August 31 – September 4, 2019.

"Corrigendum to 2018 ESC/ESH Guidelines for the Management of Arterial Hypertension." *European Heart Journal* 40, no. 5 (February 1, 2019): 475, doi: 10.1093/eurheartj/ehy686.

Devries, Stephen. "Interventional Cardiology Delivered with a Fork." Lecture presented at Cardiovascular Health Promotion: Contemporary Approaches to Prevention. Live meetings presented at Heart House, Washington, DC, May 30–June 1, 2019.

Institute of Medicine. *Sodium Intake in Populations: Assessment of Evidence*. Washington, DC: National Academies Press, 2013, https://doi.org/10.17226/18311.

Whelton, Paul K. "Blood Pressure Target in Adults with Hypertension and Diabetes." Lecture presented at American Heart Association Scientific Sessions, Chicago, IL, November 10-14, 2018.

Williams, Bryan, Giuseppe Mancia, Wilko Spiering, Enrico Agabiti Rosei, et al. "2018 ESC/ESH Guidelines for the Management of Arterial Hypertension." *European Heart Journal* 39, no. 33 (August 25, 2018): 3021-104, doi: 10.1093/eurheartj/ehy339.

**与相关作者的访谈和通信**

Whelton, Paul K. (Nov. 2018)

**注释**

146. 甚至不知道: Devries, "Cardiovascular Health Promotion."

147. "35%": Institute of Medicine, "Sodium Intake in Populations."

33　靠日常饮食还是药物来降低低密度脂蛋白? 可能得双管齐下

**来源**

**参考资料**

Braunwald, Eugene. "What Is the Right Age to Start Lipid Lowering Therapy?" Lecture presented at the European Society of Cardiology Congress 2019, Paris, France, August 31-September 4, 2019.

Deanfield, John. "Challenges and Models in Cardiovascular Risk Management: Start Early, Invest in Your Arteries." Lecture presented at the European Society of Cardiology Congress 2019, Paris, France, August 31-September 4, 2019.

———. "Treatment Intensity in Primary and Secondary Prevention: The Role of Precision Medicine." Lecture presented at the European Society of Cardiology Congress 2019, Paris, France, August 31-September 4, 2019.

Hallberg, Sarah. "Ketogenic Diet for CVD Prevention." Lecture presented at the American Heart Association Scientific Sessions, Chicago, IL, November 10-12, 2018.

Kastelein, John. "Beyond High-Intensity Statin: Drive LDL-Cas Low as

You Can—Pro." Lecture presented at the European Society of Cardiology Congress 2019, Paris, France, August 31–September 4, 2019.

————. "Insights and Innovation: Can We Alter the Course of Atherosclerotic Cardiovascular Disease?" Lecture presented at the European Society of Cardiology Congress 2019, Paris, France, August 31–September 4, 2019.

"Low–Density Lipoprotein Cholesterol and Coronary Heart Disease: Lower Is Better." *European Cardiology* 1, no. 1 (2005): 1 - 6, https://doi.org/10.15420/ecr.2005.1c.

Martínez–González, Miguel. "Oils, Nuts, and Sun: The Mediterranean Diet." Lecture presented at the American Heart Association Scientific Sessions, Chicago, IL, November 10–12, 2018.

Williams, Kim Allan. "Plant Power: Whole Food Plant–Based Diets." Lecture presented at the American Heart Association Scientific Sessions, Chicago, IL, November 10–12, 2018.

Yusuf, Salim. "How to Reduce Global CVD by 30 Percent by 2030: The Vision." Lecture presented at the European Society of Cardiology Congress 2019, Paris, France, August 31–September 4, 2019.

**与相关作者的访谈和通信**

Braunwald, Eugene (Sept. 2019)

**注释**

148. 是时候停止对饱和脂肪酸和其他饮食建议的吹毛求疵了: Yusuf, "How to Reduce Global CVD."

148. 影响要大得多: 同上。

149. 终身都要减少低密度脂蛋白: Kastelein, "Beyond High–Intensity Statin."

150. "动脉日积月累地粥样硬化": Deanfield, "Challenges and Models in Cardiovascular Risk Management."

150. "早点行动起来": 同上。

## 34　建议: 每天进行中等强度锻炼

**来源**

**参考资料**

François, Monique E., Jenna B. Gillen, and Jonathan P. Little. "Carbohydrate–Restrictionwith High–Intensity Interval Training: An Optimal Combination for Treating Metabolic Diseases?" *Frontiers in Nutrition* 4 （October 12，2017），doi：10. 3389/fnut. 2017. 00049.

Haus, Jacob. "Exercise-Enhanced Systemic Insulin Sensitivity." Lecture presented at the American Heart Association Scientific Sessions, Chicago, IL, November 10-12, 2018.

Hill, James O. "Is Exercise Necessary to Maintain a Healthy Weight?" Lecture presented at Obesity Week presented by The Obesity Society in partnership with the American Society for Metabolic and Bariatric Surgery （ASMBS）, Nashville, TN, November 13, 2018.

**与相关作者的访谈和通信**

Haus, Jacob（Nov. 2018）

**注释**

152. "增加了你的能量消耗"：Hill, "Is Exercise Necessary?"

152. "单靠限制食物的方式"：同上。

152. "修复你受损的新陈代谢"：同上。

35　大多数成功的日常饮食都有一个共同点：限制快碳水

**来源**

**参考资料**

Gardner, Christopher D. , John F. Trepanowski, Liana C. Del Gobbo, Michelle E. Hauser, et al. "Effect of Low-Fat vs. Low-Carbohydrate Diet on 12-Month Weight Loss in Overweight Adults and the Association with Genotype Pattern or Insulin Secretion." *JAMA* 319, no. 7 （February 20, 2018）: 667-79, doi: 10. 1001/jama. 2018. 0245.

Hallberg, Sarah. "Diets from Vegan to Ketogenic: What's the Best for CV Health and for Which Patient?" Paper presented at the American Heart Association's Scientific Sessions, Chicago, IL, November 10-12, 2018.

Martínez-González, Miguel A. "Oil, Nuts, and Sun: The Mediterranean Diet." Lecture presented at the American Heart Association's Scientific Sessions, Chicago, IL, November 10-12, 2018.

Williams, Kim Allan. "Plant Power: Whole Food Plant-Based Diets." Lecture presented at the American Heart Association's Scientific Sessions, Chicago, IL, November 10-12, 2018.

**与相关作者的访谈和通信**

Gardner, Christopher (Oct. 2018)

36 植物性、慢碳水为主的日常饮食，最有利于你的健康

## 来源
### 参考资料

Barnard, Neal D., Joshua Cohen, David J. A. Jenkins, G. Turner-Mc-Grievy, et al. "A Low-Fat Vegan Diet and a Conventional Diabetes Diet in the Treatment of Type 2 Diabetes: A Randomized, Controlled, 74-Week Clinical Trial." *American Journal of Clinical Nutrition* 89, no. 5 (April 1, 2009): 1588S-1596S, doi: 10.3945.

Barnard, N. D., J. Cohen, D. J. A. Jenkins, G. Turner-McGrievy, et al. "A Low-Fat Vegan Diet Improves Glycemic Control and Cardiovascular Risk Factors in a Randomized Clinical Trial in Individuals with Type 2 Diabetes." *Diabetes Care* 29, no. 8 (July 27, 2006): 1777-83.

Dhingra, Ravi, Philimon Gona, Byung-HoNam, Ralph B. D'Agostino Sr., et al. "C-Reactive Protein, Inflammatory Conditions, and Cardiovascular Disease Risk." *American Journal of Medicine* 120, no. 12 (December2007): 1054-62, doi: 10.1016/j.amjmed.2007.08.037.

Ostfeld, Robert J. "A Plant-Based Diet and Cardiovascular Health." Lecture presented at the American College of Cardiology 68th Annual Scientific Session and Expo, New Orleans, LA, March 16-18, 2019.

Oyebode, Oyinlola, Vanessa Gordon-Dseagu, Alice Walker, and Jennifer S. Mindell. "Fruit and Vegetable Consumption and All-Cause, Cancer, and CVD Mortality: Analysis of Health Survey for England Data." *Journal of Epidemiology and Community Health* 68, no. 9 (March 31, 2014): 856-62.

Satija, Ambika, Shilpa N. Bhupathiraju, Donna Spiegelman, Stephanie E. Chiuve, et al. "Healthful and Unhealthful Plant-Based Diets and the Risk of Coronary Heart Disease in US Adults." *Journal of the American Collegeof Cardiology* 70, no. 4 (July 2017): 411-22, doi: 10.1016/j.jacc.2017.05.047.

——. "Plant-Based Diets and the Risk of Coronary Heart Disease in US Adults." *FASEB Journal* 31, no. 1_ supplement (April 1, 2017), https://www.fasebj.org/doi/abs/10.1096/fasebj.31.1_ supplement.167.4.

Wang, X. , Y. Ouyang, J. Liu, M. Zhu, et al. "Fruit and Vegetable Consumption and Mortality from All Causes, Cardiovascular Disease, and Cancer: Systematic Review and Dose-Response Meta-Analysis of Prospective Cohort Studies. " *BMJ* 349, (September 3, 2014): g5472. doi: https://doi. org/10. 1136/bmj. g5472.

Wong, Nathan D. "How to Reduce Global CVD by 30% by 2030. " Lecture presented at the European Society of Cardiology Congress 2019, Paris, France, August 31-September 4, 2019.

**注释**

165. 它还会降低 C 反应蛋白（CRP）：Dhingra et al. , "C-Reactive Protein. "

165. 在一项随机对照的实验中：Barnard et al. , "Low-Fat Vegan Diet. "

165. 一项大规模研究：Satija et al. , "Plant-Based Diets. "

165. 在一个荟萃分析中：Wang et al. , "Fruit and Vegetable Consumption. "

37　低碳水日常饮食的利弊

**来源**

**参考资料**

Athinarayanan, Shaminie J. , Rebecca N. Adams, Sarah J. Hallberg, Amy L. McKenzie, et al. "Long-Term Effects of a Novel Continuous Remote Care Intervention Including Nutritional Ketosis for the Management of Type 2 Diabetes: A 2-Year Non-Randomized Clinical Trial. " *Frontiers in Endocrinology* (June 5, 2019), https://doi. org/10. 3389/fendo. 2019. 00348.

Atkins, Robert. *Dr. Atkins' Diet Revolution: The High-Calorie Way to Stay Thin Forever.* New York: D. McKay, 1972.

Baigent, C. , L. Blackwell, J. Emberson, L. E. Holland, et al. "Efficacy and Safety of More Intensive Lowering of LDL Cholesterol: A Meta-Analysis of Data from 170 000 Participants in 26 Randomised Trials. " *Lancet* 376 (2010): 1670-81.

Baigent, C. , A. Keech, P. M. Kearney, L. Blackwell, et al. "Efficacy and Safety of Cholesterol-Lowering Treatment: Prospective Meta-Analysis of Data from 90 056 Participants in 14 Randomised Trials of Statins. " *The*

*Lancet* 366, no. 9493 (October 2005): 1267 – 78, doi: 10. 1016/s0140 – 6736 (05) 67394 – 1. (Published corrections appear in *Lancet* 366, no. 9494 [2005]: 1358; and Lancet 371, no. 9630 [2008]: 2084. )

Bhanpuri, Nasir H. , Sarah J. Hallberg, Paul T. Williams, Amy L. McKenzie, et al. "Cardiovascular Disease Risk Factor Responses to a Type 2 Diabetes Care Model Including Nutritional Ketosis Induced by Sustained Carbohydrate Restriction at 1 Year: An Open – Label, Non – Randomized, Controlled Study. " *Cardiovascular Diabetology* 17, no. 1 (May 1, 2018), doi: 10. 1186/s12933 – 018 – 0698 – 8.

Boden, Guenther, Karin Sargrad, Carol Homko, Maria Mozzoli, and T. Peter Stein. "Effect of a Low – Carbohydrate Diet on Appetite, Blood Glucose Levels, and Insulin Resistance in Obese Patients with Type 2 Diabetes. " *Annals of Internal Medicine* 142, no. 6 (March 15, 2005): 403 – 11, doi: 10. 7326/0003 – 4819 – 142 – 6 – 200503150 – 00006.

Brouwer, Ingeborg A. "Effects of Trans – Fatty Acid Intake on Blood Lipids and Lipoproteins: A Systematic Review and Meta – Regression Analysis. " World Health Organization, Geneva, 2016.

Cholesterol Treatment Trialists ' (CTT) Collaboration, C. Baigent, L. Blackwell, J. Emberson, et al. "Efficacy and Safety of More Intensive Lowering of LDL Cholesterol: A Meta – Analysis of Data from 170 000 Participants in 26 Randomised Trials. " *Lancet* 376, no. 9753 (November 2010): 1670 – 81, doi: 10. 1016/s0140 – 6736 (10) 61350 – 5.

Cholesterol Treatment Trialists ' (CTT) Collaboration, C. Baigent, A. Keech, P. M. Kearney, et al. "Efficacy and Safety of Cholesterol – Lowering Treatment: Prospective Meta – Analysisof Data from 90 056 Participants in 14 Randomised Trials of Statins. " *Lancet* 366, no. 9493 (2005): 1267 – 78.

Cohen, Jonathan C. , Eric Boerwinkle, Thomas H. Mosley Jr. , and Helen H. Hobbs. "Sequence Variations in PCSK9, Low LDL, and Protection against Coronary Heart Disease. " *New England Journal of Medicine* 354, no. 12 (2006): 1264 – 72.

Dron, Jacqueline S. , and Robert A. Hegele. "Complexity of Mechanisms among Human Proprotein Convertase Subtilisin – Kexin Type 9 Variants. " *Current Opinion in Lipidology* 28, no. 2 (2017): 161 – 69.

快碳水、慢碳水

Eckel, Robert H. , John M. Jakicic, Jamy D. Ard, Janet M. de Jesus, et al. "2013 AHA/ACC Guideline on Lifestyle Management to Reduce Cardiovascular Risk: A Report of the American College of Cardiology / American Heart Association Task Force on Practice Guidelines. " *Journal of the American College of Cardiology* 63, no. 25 Part B (2014): 2960–84. ("Correction to: 2016 ACC/AHA/HFSA Focused Update on New Pharmacological Therapy for Heart Failure: An Update of the 2013 ACCF/AHA Guideline for the Management of Heart Failure: A Report of the American College of Cardiology Foundation / American Heart Association Task Force on Clinical Practice Guidelines and the Heart Failure Society of America. " *Circulation* 134, no. 13 [September 27, 2016], doi: 10. 1161/cir. 0000000000000460. )

Emerging Risk Factors Collaboration. "Lipid–Related Markers and Cardiovascular Disease Prediction. " *JAMA* 307, no. 23 (June 20, 2012): 2499–506, doi: 10. 1001/jama. 2012. 6571.

Ference, Brian A. "Causal Effect of Lipids and Lipoproteins on Atherosclerosis: Lessons from Genomic Studies. " *Cardiology Clinics* 36, no. 2 (May 2018): 203–11, doi: 10. 1016/j. ccl. 2017. 12. 001.

Ference, Brian A. , Deepak L. Bhatt, Alberico L. Catapano, Chris J. Packard, et al. "Association of Genetic Variants Related to Combined Exposure to Lower Low–Density Lipoproteins and Lower Systolic Blood Pressure with Lifetime Risk of Cardiovascular Disease. " *JAMA* 322, no. 14 (October 8, 2019): 1381N91, doi: 10. 1001/jama. 2019. 14120.

Ference, Brian A. , Henry N. Ginsberg, Ian Graham, Kausik K. Ray, et al. "Low–Density Lipoproteins Cause Atherosclerotic Cardiovascular Disease. 1. Evidence from Genetic, Epidemiologic, and Clinical Studies. A Consensus Statement from the European Atherosclerosis Society Consensus Panel. " *European Heart Journal* 38, no. 32 (2017): 2459–72.

Ference, Brian A. , John J. P. Kastelein, Henry N. Ginsberg, M. John Chapman, et al. "Association of Genetic Variants Related to CETP Inhibitors and Statins with Lipoprotein Levels and Cardiovascular Risk. " *JAMA* 318, no. 10 (September 12, 2017): 947–56, doi: 10. 1001/jama. 2017. 11467.

Ference, Brian A. , John J. P. Kastelein, Kausik K. Ray, Henry N. Ginsberg, et al. "Association of Triglyceride–Lowering LPL Variants and LDL-C-Lowering LDLR Variants with Risk of Coronary Heart Disease. " *JA-*

MA 321, no. 4 (January 29, 2019): 364 – 73, doi: 10.1001/jama. 2018. 20045.

Ference, Brian A. , Faisal Majeed, Raju Penumetcha, John M. Flack, and Robert D. Brook. "Effect of Naturally Random Allocation to Lower Low-Density Lipoprotein Cholesterol on the Risk of Coronary Heart Disease Mediated by Polymorphisms in NPC1L1, HMGCR, or Both: A 2 × 2 Factorial Mendelian Randomization Study." *Journal of the American College of Cardiology* 65, no. 15 (2015): 1552-61.

Ference, Brian A. , Jennifer G. Robinson, Robert D. Brook, Alberico L. Catapano, et al. "Variation in PCSK9 and HMGCR and Risk of Cardiovascular Disease and Diabetes." *New England Journal of Medicine* 375, no. 22 (2016): 2144-53.

Ference, Brian A. , Wonsuk Yoo, Issa Alesh, Nitin Mahajan, et al. "Effect of Long-Term Exposure to Lower Low-Density Lipoprotein Cholesterol Beginning Early in Life on the Risk of Coronary Heart Disease." *Journal of the American College of Cardiology* 60, no. 25 (December 2012): 2631-39, doi: 10.1016/j. jacc. 2012. 09. 017.

Foscolou, A. , S. Tyrovolas, A. L. Matalas, E. Magriplis, et al. "Macronutrients, Successful Aging, and Cardiometabolic Burden: A Combined Analysis of Two Epidemiological Studies." Poster presented at Euro Prevent 2019, Lisbon, Portugal, April 12, 2019.

Gibson, A. A. , R. V. Seimon, C. M. Y. Lee, J. Ayre, et al. "Do Ketogenic Diets Really Suppress Appetite? A Systematic Review and Meta-Analysis." *Obesity Reviews* 16, no. 1 (November 17, 2014): 64-76, doi: 10.1111/obr. 12230.

Gjuladin-Hellon, Teuta, Ian G. Davies, Peter Penson, and Raziyeh Amiri Baghbadorani. "Effects of Carbohydrate-Restricted Diets on Low-Density Lipoprotein Cholesterol Levels in Overweight and Obese Adults: A Systematic Review and Meta-Analysis." *Nutrition Reviews* 77, no. 3 (December 13, 2018): 161-80, doi: 10.1093/nutrit/nuy049.

Global Lipids Genetic Consortium. "Discovery and Refinement of Loci Associated with Lipid Levels." *Nature Genetics* 45, no. 11 (October 6, 2013): 1274-83, doi: 10.1038/ng. 2797.

Goss, Amy M. "Diets in the News: What, When, or How Much? Ketogenic Diet. " Lecture presented at Obesity Week presented by The Obesity Society (TOS) in partnership with the American Society for Metabolic and Bariatric Surgery (ASMBS), Nashville, TN, November 13, 2018.

———. "Ketogenic Diet. " Lecture presented at ObesityWeek presented by The Obesity Society (TOS) in partnership with the American Society for Metabolic and Bariatric Surgery (ASMBS), Nashville, TN, November 13, 2018.

Gower, Barbara A. , Paula C. Chandler–Laney, Fernando Ovalle, Laura Lee Goree, et al. "Favourable Metabolic Effects of a Eucaloric Lower–Carbohydrate Diet in Women with PCOS. " *Clinical Endocrinology* 79, no. 4 (May 20, 2013), 550–57, doi: 10. 1111/cen. 12175.

Gower, Barbara A. , and Amy M. Goss. " A Lower – Carbohydrate, Higher–Fat Diet Reduces Abdominal and Intermuscular Fat and Increases Insulin Sensitivity in Adults at Risk of Type 2 Diabetes. " *Journal of Nutrition* 145, no. 1 (December 3, 2014): 177S–183S, doi: 10. 3945/jn. 114. 195065.

Hallberg, Sarah J. , Amy L. McKenzie, Paul T. Williams, Nasir H. Bhanpuri, et al. "Effectiveness and Safety of a Novel Care Model for the Management of Type 2 Diabetes at 1 Year: An Open–Label, Non–Randomized, Controlled Study. " *Diabetes Therapy* 9, no. 2 (February 7, 2018): 583–612, doi: 10. 1007/s13300–018–0373–9.

Holmes, M. V. , F. W. Asselbergs, T. M. Palmer, F. Drenos, et al. "Mendelian Randomization of Blood Lipids for Coronary Heart Disease. " *European Heart Journal* 36, no. 9 (March 1, 2015): 539–50, doi: 10. 1093/eurheartj/eht571.

Huntriss, Rosemary, Malcolm Campbell, and Carol Bedwell. "The Interpretation and Effect of a Low–Carbohydrate Diet in the Management of Type 2 Diabetes: A Systematic Review and Meta–Analysis of Randomised Controlled Trials. " *European Journal of Clinical Nutrition* 72, no. 3 (December 21, 2017): 311–25, doi: 10. 1038/s41430–017–0019–4.

Johnstone, Alexandra M. , Graham W. Horgan, Sandra D. Murison, David M. Bremner, and Gerald E. Lobley. "Effects of a High–Protein Ketogenic Diet on Hunger, Appetite, and Weight Loss in Obese Men Feeding Ad Libitum. " *American Journal of Clinical Nutrition* 87, no. 1 (January 1, 2008): 44–55, doi: 10. 1093/ajcn/87. 1. 44.

Korsmo-Haugen, Henny-Kristine, Kjetil G. Brurberg, Jim Mann, and Anne-Marie Aas. "Carbohydrate Quantity in the Dietary Management of Type 2 Diabetes: A Systematic Review and Meta-Analysis." *Diabetes, Obesity and Metabolism* 21, no. 1 (September 10, 2018): 15 - 27, doi: 10. 1111/ dom. 13499.

Langlois, Michel R. , M. John Chapman, Christa Cobbaert, Samia Mora, et al. "Quantifying Atherogenic Lipoproteins: Current and Future Challenges in the Era of Personalized Medicine and Very Low Concentrations of LDL Cholesterol. A Consensus Statement from EAS and EFLM. " *Clinical Chemistry* 64, no. 7 (2018): 1006-33.

Lewis, G. F. , C. Xiao, and R. A. Hegele. "Hypertriglyceridemia in the Genomic Era: A New Paradigm. " *Endocrine Reviews* 36, no. 1 (2015): 131-47.

Mach, François, Colin Baigent, Alberico L. Catapano, Konstantinos C. Koskinas, et al. "2019 ESC/EAS Guidelines for the Management of Dyslipidaemias: *Lipid Modification to Reduce Cardiovascular Risk*: The Task Force for the Management of Dyslipidaemias of the European Society of Cardiology (ESC) and European Atherosclerosis Society (EAS). " *European Heart Journal* (August 31, 2019), https: //doi. org/10. 1093/eurheartj/ehz455.

Mansoor, Nadia, Kathrine J. Vinknes, Marit B. Veierød, and Kjetil Retterstøl. "Effects of Low-Carbohydrate Diets v. Low-Fat Diets on Body Weight and Cardiovascular Risk Factors: A Meta-Analysis of Randomised Controlled Trials. " *British Journal of Nutrition* 115, no. 3 (December 4, 2015): 466-79, doi: 10. 1017/s0007114515004699.

McArdle, P. D. , S. M. Greenfield, S. K. Rilstone, P. Narendran, et al. "Carbohydrate Restriction for Glycaemic Control in Type 2 Diabetes: A Systematic Review and Meta-Analysis. " *Diabetic Medicine* 36, no. 3 (January 3, 2019): 335-48, doi: 10. 1111/dme. 13862.

Mensink, R. P. *Effects of Saturated Fatty Acids on Serum Lipids and Lipoproteins: A Systematic Review and Regression Analysis.* Geneva: World Health Organization, 2016.

Mozaffarian, Dariush, Tao Hao, Eric B. Rimm, Walter C. Willett, and Frank B. Hu. "Changes in Diet and Lifestyle and Long-Term Weight Gainin Women and Men. " *New England Journal of Medicine* 364, no. 25 (June 23,

2011): 2392-404, doi: 10. 1056/nejmoa1014296.

Nikpay, Majid, Anuj Goel, Hong-Hee Won, Leanne M. Hall, et al. "A Comprehensive 1000 Genomes-Based Genome-Wide Association Meta-Analysis of Coronary Artery Disease. " *Nature Genetics* 47, no. 10 (2015): 1121-30.

Phinney, Stephen. "The Safety and Efficacy of a Well-Formulated Ketogenic Diet in the Management of Type 2 Diabetes and Cardio - Metabolic Risk. " Lecture presented at the Nutrition Society Winter Conference 2018, London, UK, December 4, 2018.

Sainsbury, Emma, Nathalie V. Kizirian, Stephanie R. Partridge, Timothy Gill, et al. "Effect of Dietary Carbohydrate Restriction on Glycemic Control in Adults with Diabetes: A Systematic Review and Meta-Analysis. " *Diabetes Research and Clinical Practice* 139 (May 2018): 239 - 52, doi: 10. 1016/j. diabres. 2018. 02. 026.

Silverman, Michael G. , Brian A. Ference, Kyungah Im, Stephen D. Wiviott, et al. "Association between Lowering LDL-C and Cardiovascular Risk Reduction among Different Therapeutic Interventions. " *JAMA* 316, no. 12 (September 27, 2016): 1289-97, doi: 10. 1001/jama. 2016. 13985.

Snorgaard, Ole, Grith M. Poulsen, Henning K. Andersen, and Arne Astrup. "Systematic Review and Meta-Analysis of Dietary Carbohydrate Restriction in Patients with Type 2 Diabetes. " *BMJ Open Diabetes Research & Care* 5, no. 1 (February 2017): e000354, doi: 10. 1136/bmjdrc - 2016-000354.

Song, Mingyang, Teresa T. Fung, Frank B. Hu, Walter C. Willett, et al. "Association of Animal and Plant Protein Intake with All - Cause and Cause-Specific Mortality. " *JAMA Internal Medicine* 176, no. 10 (October 2016): 1453-63, doi: 10. 1001/jamainternmed. 2016. 4182.

Tay, Jeannie. "Low-Carbohydrate Diets for the Metabolic Management of Adults with Type 2 Diabetes. " Lecture delivered at the 78th Scientific Sessions, American Diabetes Association, Orlando, FL, June 24, 2018.

Tay, Jeannie, Martin I. de Bock, and Elizabeth J. Mayer - Davis. "Low-Carbohydrate Diets in Type 2 Diabetes. " *Lancet Diabetes & Endocrinology* 7, no. 5 (2019): 331-33.

Tay, Jeannie, Campbell H. Thompson, Natalie D. Luscombe-Marsh,

Thomas P. Wycherley, et al. "Effects of an Energy-Restricted Low-Carbohydrate, High Unsaturated Fat/Low Saturated Fat Diet versus a High-Carbohydrate, Low-Fat Diet in Type 2 Diabetes: A 2-Year Randomized Clinical Trial." *Diabetes, Obesity, and Metabolism* 20, no. 4 (April 2018): 858-71, doi: 10.111/dom./13164.

Triglyceride Coronary Disease Genetics Consortium and Emerging Risk Factors Collaboration. "Triglyceride-Mediated Pathways and Coronary Disease: Collaborative Analysis of 101 Studies." *Lancet* 375, no. 9726 (2010): 1634-39.

Van Zuuren, Esther J. , Zbys Fedorowicz, Ton Kuijpers, and Hanno Pijl. "Effects of Low-Carbohydrate-Compared with Low-Fat-Diet Interventions on Metabolic Control in People with Type 2 Diabetes: A Systematic Review Including GRADE Assessments." *American Journal of Clinical Nutrition* 108, no. 2 (July 11, 2018): 300-331, doi: 10.1093/ajcn/nqy096.

Varbo, Anette, Marianne Benn, Anne Tybjærg-Hansen, Anders B. Jørgensen, et al. "Remnant Cholesterol as a Causal Risk Factor for Ischemic Heart Disease." *Journal of the American College of Cardiology* 61, no. 4 (2013): 427-36.

Virta (Brittanie Volk, presenter). "Clinical Management of Carbohydrate Restriction in Type 2 Diabetes." Virta webinar presented on July 11, 2019, https://www.youtube.com/playlist? list = PLU8c735 - naXl6CvF1ESm_ 7Ur7c8JzWTRj.

Volek, Jeff S. , Matthew J. Sharman, Dawn M. Love, Neva G. Avery, et al. "Body Composition and Hormonal Responses to a Carbohydrate-Restricted Diet." *Metabolism* 51, no. 7 (July 2002): 864-70, doi: 10.1053/meta.2002.32037.

Westman, Eric C. , Emily Maguire, and William S. Yancy Jr. "Ketogenic Diets as Highly Effective Treatments for Diabetes Mellitus and Obesity." Ed. Dominic P. D'Agostino. *Oxford Medicine Online* (November 2016), doi: 10.1093/med/9780190497996.003.0037.

——. "Ketogenic Diets as Highly Effective Treatments for Diabetes Mellitus and Obesity." In *Ketogenic Diet and Metabolic Therapies: Expanded Roles in Health and Disease*, ed. Susan A. Masino, 362-75. New York: Oxford University Press, 2017.

Willer, Cristen J. , Ellen M. Schmidt, Sebanti Sengupta, Gina M. Peloso, et al. "Discovery and Refinement of Loci Associated with Lipid Levels. " *Nature Genetics* 45, no. 11 (2013): 1274 - 83, https://www. ncbi. nlm. nih. gov/pmc/articles/PMC3838666/.

Würtz, Peter, Qin Wang, Pasi Soininen, Antti J. Kangas, et al. "Metabolomic Profiling of Statin Use and Genetic Inhibition of HMG-CoA Reductase. " *Journal of the American College of Cardiology* 67, no. 10 (2016): 1200-1210.

Yancy, William S. , Maren K. Olsen, John R. Guyton, Ronna P. Bakst, and Eric C. Westman. "A Low-Carbohydrate, Ketogenic Diet versus a Low-Fat Diet to Treat Obesity and Hyperlipidemia. " *Annals of Internal Medicine* 140, no. 10 (May 18, 2004): 769 - 77, doi: 10. 7326/0003 - 4819-140-10-200405180-00006.

**与相关作者的访谈和通信**

Ference, Brian (June 2019)

Hu, Frank (Nov. 2018)

Mayr, Manuel (Oct. 2018)

Mozaffarian, Dariush (May 2019)

Taubes, Gary (Nov. 2018)

**注释**

169. 这项由弗塔健康公司开展的研究: Athinarayanan et al. , "Long-Term Effects. "

170. 建议修订后的方案: Goss, "Ketogenic Diet. "

171. 载脂蛋白 B 的数量: Eckel et al. , "2013 AHA/ACC Guideline. "

## 38  不要食用加工肉类

**来源**

**参考资料**

American Institute for Cancer Research. "FAQ: Processed Meat and Cancer. " AICR eNews, August 7, 2014, https://www. aicr. org/enews/ 2014/08-august/faq-processed-meat-and. html.

Bellavia, Andrea, Frej Stilling, and Alicja Wolk. "High Red Meat Intake and All-Cause Cardiovascular and Cancer Mortality: Is the Risk Modifiedby Fruit and Vegetable Intake?" *American Journal of Clinical*

*Nutrition* 104, no. 4 (August 24, 2016): 1137-43, doi: 10.3945/ajcn. 116.135335.

Demeyer, Daniel, Birgit Mertens, Stefaan De Smet, and Michèle Ulens. "Mechanisms Linking Colorectal Cancer to the Consumption of (Processed) Red Meat: A Review. " *Critical Reviews in Food Science and Nutrition* 56, no. 16 (May 15, 2015): 2747 - 66, doi: 10.1080/10408398. 2013. 873886.

International Agency for Research on Cancer. "IARC Monographs Evaluate Consumption of Red Meat and Processed Meat. " 2015, https://www.iarc.fr/wp-content/uploads/2018/07/pr240_ E. pdf.

Johnson, Bradley C. , Dena Zeraatkar, Mi Ah Han, Robin W. M. Vernooij, et al. "Unprocessed Red Meat and Processed Meat Consumption: Dietary Guideline Recommendations from the Nutritional Recommendations (NutriRECS) Consortium. " *Annals of Internal Medicine* (October 1, 2019), doi: 10.7326/M19-1621.

Kolata, Gina. "Eat Less Red Meat, Scientists Said. Now Some Believe That Was Bad Advice. " *New York Times*, September 30, 2019.

———. "That Perplexing Red Meat Controversy: 5 Things to Know. " *NewYork Times*, September 30, 2019.

Larsson, S. C. , and N. Orsini. "Red Meat and Processed Meat Consumption and All-Cause Mortality: A Meta-Analysis. " *American Journal of Epidemiology* 179, no. 3 (October 22, 2013): 282-89, doi: 10.1093/aje/kwt261.

Micha, Renata, Sarah K. Wallace, and Dariush Mozaffarian. "Red and Processed Meat Consumption and Risk of Incident Coronary Heart Disease, Stroke, and Diabetes: A Systematic Review and Meta-Analysis. " HHS Author Manuscripts (May 17, 2010), doi: 10.1161/CIRCULATIONAHA. 109. 924977.

———. "Red and Processed Meat Consumption and Risk of Incident Coronary Heart Disease, Stroke, and Diabetes Mellitus. " *Circulation* 121, no. 21 (June 2010): 2271-83, doi: 10.1161/circulationaha. 109.924977.

Pan, An, Qi Sun, Adam M. Bernstein, Matthias B. Schulze, et al. "Red Meat Consumption and Risk of Type 2 Diabetes: 3 Cohorts of US Adults and an Updated Meta-Analysis. " *American Journal of Clinical Nutrition* 94, no. 4（August 10, 2011）：1088-96, doi：10. 3945/ajcn. 111. 018978.

Song, Mingyang, Teresa T. Fung, Frank B. Hu, Walter C. Willett, et al. "Association of Animal and Plant Protein Intake with All - Cause and Cause-Specific Mortality." *JAMA Internal Medicine* 176, no. 10（October 1, 2016）：1453-63, doi：10. 1001/jamainternmed. 2016. 4182.

Williams, Kim Allan. "Plant Power：Whole Food Plant-Based Diets." Lecture presented at the American Heart Association Scientific Sessions, Chicago, IL, November 10-12, 2018.

World Health Organization. "About the Global Burden of Disease（GBD）Project." Health Statistics and Information Systems, https：// www. who. int/healthinfo/global_ burden_ disease/about/en/（accessed November 4, 2019）.

———. "Q&A on the Carcinogenicity of the Consumption of Red Meatand Processed Meat." October 2015, https：//www. who. int/features/qa/cancer-red-meat/en/.

———. "Q&A on the Carcinogenicity of the Consumption of Red Meat and Processed Meat." World Health Organization, October 2015, https：// www. who. int/features/qa/cancer-red-meat/en/.

Zheng, Yan, Yanping Li, Ambika Satija, An Pan, et al. "Association of Changes in Red Meat Consumption with Total and Cause Specific Mortality among US Women and Men：Two Prospective Cohort Studies." *BMJ*（June 12, 2019）：l2110, doi：10. 1136/bmj. l2110.

**注释**

173. 世界卫生组织界定：World Health Organization, "Q&A."

174. 与吸烟属于同一类别：同上。

174. "大约34 000 例癌症死亡"：World Health Organization, "About the Global Burden of Disease."

175. 2010 年的荟萃分析：Micha et al. , "Red and Processed Meat Consumption."

175. "护士健康研究"发现：Song et al. , "Association of Animal and Plant Protein Intake."

176. 近来且富有争议的：Johnson et al. , "Unprocessed Red Meat and Processed Meat Consumption."

176. 头版：Kolata, "That Perplexing Red Meat Controversy."

176. 减少 1 到 6：Kolata，"Eat Less Red Meat."

### 39　你的日常饮食不必非得是完美的

**来源**

**参考资料**

Sicat, Jeffrey M. "An Obesity Medicine Approach to Managing Diabetes and Weight-Related Complications." Lecture presented at the Obesity Medicine Association, Washington, DC, September 29, 2018.

**注释**

181. 我能做得最好的：我想感谢杰弗里·西卡特于 2018 年在肥胖症医学协会上有关这个概念的讲座。

### 结语：为了公众利益：改变我们的食物环境

**来源**

**参考资料**

Mozaffarian, Dariush, John Courtney, David A. Kessler, and Joon Yun. "Strengthening Nutrition Research: The Role of a National Institute of Nutrition." Lecture presented at Nutrition 2019, Boston, MA, June 11, 2019.

Rao, M., A. Afshin, G. Singh, D. Mozaffarian, et al. "Do Healthier Foods and Diet Patterns Cost More Than Less Healthy Options? A Systematic Review and Meta-Analysis." *BMJ Open* 2013; 3: e004277, doi: 10.1136/bmjopen-2013-004277.

Yun, Joon, David A. Kessler, and Dan Glickman. "Opinion: We Need Better Answers on Nutrition." *New York Times*, February 28, 2019.

# 致谢

在我写作此书的过程中，很多人慷慨地贡献了他们 <sup></sup>287
的时间、创意和研究。本书（包括注释部分）中列出了
我曾访谈过和参加过他们讲座的人士，我要感谢他们。

另外，我也感谢列出姓名的如下人士。当然，就像
往常所说的，这里也是一样，书中所有的错漏皆应由我
负责。

卡琳·费登和里奇·切维特参与编写，用他们高超
的写作技巧拯救了我。他们明白我所要表达的，并且熟
悉科学。没有他们的帮助，我无法完成此书。

我也感谢希拉·希梅尔、玛丽亚·威廉姆斯、内
尔·凯西、托马斯·多林格和克里斯汀·洛伯格。他们
都是很好的作家。

哈珀·柯林斯出版集团又一次对我的书稿给予了高
度重视，我要感谢朱莉·威尔和卡伦·里纳尔迪。她们
是出色的支持者和编辑。我也感谢我勤奋的经纪人凯
茜·罗宾斯和她的同事珍妮特·奥施洛。我们，特别是
我，都很怀念才华横溢的迪克·托德。他的在世和离世

改变了我们所有人。

改变了我们所有人。

我再次感谢琳达·雷斯尼克、斯图尔特·雷斯尼克和达格玛·多尔比的经济支持。我的研究一度陷入绝望，而他们使之成为可能。

这样一本包含大量的科学知识、研究和尾注的书，需要优秀的团队成员。尤其感谢耐心细致的塔尼亚·博罗夫对本书书稿、访谈记录的誊写和引注的检查所做的工作。同样，我也感谢理查德·奥尔韦·菲舍尔的辛苦工作。

感谢丽贝卡·拉斯金和克里斯蒂娜·高格勒。

书稿编辑频繁地将我从窘境中救出来。谢谢乔希·卡普夫、克里斯·杰尔姆、罗伯特·兰德和梅莉萨·勒克斯。

2004 年，我曾在美国通用磨坊食品公司谈及全谷物食物的价值。我也曾担任几家食品公司的顾问。我现在担任公众利益科学中心（the Center for Science in the Public Interest, CSPI）的委员会主席。换句话说，我一直从事食品领域的相关工作。我认为这些经历并未影响到我的这本书，不过，这就要留给读者来判断了。

我从与营养学领域专家的讨论（经常在吃饭时）中受益匪浅。谢谢莫莉·范利尤、凯特·菲茨杰拉德、杰里·曼德、加里·陶布斯、达理·莫萨法里安（他帮助我聚焦于淀粉的作用）、罗恩·克劳斯、布雷恩·费伦斯、迈克尔·波伦、迪安·奥林尼什和约翰·西芬派珀

（他建议我使用"慢碳水"这个术语）。

我感谢乔丹·巴利托、马特·马奥尼、埃米莉·洛夫蒂斯、劳拉·泽尔克、苏珊·韦尔和加达·斯克鲁格斯对书中相关事实的细致检校。感谢凯特·默特斯和约翰·博勒加德对索引部分的贡献。我是一个必须配备校对人员的作者。谢谢克里斯·杰尔姆、罗恩·戈德费恩、伊丽莎白·麦克菲、艾萨·蔡尔兹、希拉·奥克利和玛丽·巴格。

本书的腰封设计者奇普·基德一直很懂我。谢谢你，奇普。

我感谢劳拉·汉德曼在法律专业方面的意见，感谢谢丽·吉尔伯特福编辑处理了许可文件，还感谢丽萨·罗利森·德奥尔蒂斯所做的国家图书馆分类工作。

感谢伊丽莎白·杜皮斯帮助我使用加州大学伯克利分校图书馆。

耶利娜·内斯比特、蒂娜·安德烈迪斯和布雷恩·佩林精通媒体和营销，我要感谢他们。

我工作的加州大学旧金山分校的冯常钊（音译，Changzhao Feng）承担了会计工作，我要对他表示感谢。并且，我要衷心地感谢塔尔梅奇·金院长给予我的支持。

我的母亲罗兹于 2019 年去世。现在，没有人会再对我的书的评语（她甚至连好评都不放过）和在书店的摆放位置发牢骚了。我想念她和我的父亲。我很高兴我有姐姐芭芭拉可以分享那些回忆。

我一如既往地爱着并感激着爱丽丝、迈克、莉娜和戴维，以及本、莫莉和苏珊。

还有保莉特，我爱着并感激着，从今天到明天，一直到永远。

# 索引

(条目后数字系英文原版页码，请按本书边码检索)

# 译后记

在过去的七八年时间里，我目睹了知识（不论是学术的还是非学术的）的传播形式从文字到图文再到短视频的快速演变，也正在经历着知识生产方式（著作、论文、报刊时评、政策建议、科普读物、科普视频等）的多元化。人们接受知识的渠道也从纸质媒介扩展到电子媒介（包括实体的设备和虚拟的网络）。即便是实体的电子载体，也实现了从台式电脑到笔记本（平板电脑）再到手机的快速变化。作为译者，我有幸在这段时间里基本解决了个人的学术生存问题。之后，我也需要思考自己在未来的学术研究方向，以及个人所能倾力的议题。

人到中年，个人和家人的健康问题逐渐成为关注的话题。由此扩展开来，我对公众健康和公共卫生相关议题也日益感兴趣。当然，但凡涉及健康的话题，也容易引起大众的兴趣，但这一话题又因其专业性，在政治学领域似乎所涉者较少。

2017年以来，随着理查德·泰勒获得诺贝尔经济学奖，由他和桑斯坦提出的助推理论声名鹊起。沿着这一理论所开辟的研究路径，我对政府监管、资本逐利和个人的健康行为之间的关系有了一个新的认识。我也希望通过本书，以及其他类似的科普类读物的译介，能够在健康知识的宣传方面做出一定的贡献，进而为后续的助推型健康政策的出台和实施奠定民意基础。

本书中的专业术语、人名、地名、机构名称等数量较多。我部分地沿用了常见的固定译法，更多的则参考了《英语姓名译名手册》（商务印书馆2018年版）和《外国地名译名手册》（商务印书馆1993年版）中的相关译法。我将部分不常见但又需要翻译的名词在中文表达后的括号内标注了英文原文；对于极少量没有固定译法又不影响阅读的词语，例如某些食品公司的名称等，则直接沿用了英文原文。我对书中出现的人名也进行了分类处理。我将常见人物的姓名直接译为中文，而将正文后"注释"部分引用的或"索引"部分列出的人物在翻译时也直接翻译为中文；对那些"注释"部分没有引用又不常见的人物姓名，我则在中文翻译后用括号标注了英文姓名。我对相关的专业术语，尽量采用了中文论文或著作中较常见的译法。但因为本书内容涉及生命科学、食品科学、医学等多个学科，再加上译者中文、英文水平都比较有限，所以，译文肯定还有疏漏之处，恳请各位读者多多批评指正！

华东师范大学法学院的田雷教授全程参与了本书从

选定目标到版权获取，再到翻译的修改完善。这也是我第一次以译者的身份，参与到他所主持的知识生产和传播的体系中。他这些年在此方面的努力，为当下渐显定势和乏味的学术界注入了一股活力。

在翻译的过程中，我先后邀请山东大学硕士研究生王啸林同学、香港中文大学政治与行政学系博士生张扬文馨同学帮我校对译文；我的妻子鲁慧慧也通读并校对了译稿。她们都提出了很多高水准的修改意见，让我避免了很多错误。在此，我一并表示感谢！当然，译稿中存在的错漏之处，全由我个人负责；也期待读者朋友们批评指正。我的联系邮箱为 lizhen@ email. sdu. edu. cn。

李 振

2021 年 10 月